医師不足に立ち向かう
秋田・鹿角の住民運動

お医者さんも来たくなる地域《まち》づくり

鈴木土身

旬報社

序

これは、「医師不足」で困った秋田県鹿角《かづの》地域（鹿角《かづの》市および小坂町《こさかまち》）の住民たちが、医師を求め、全国に発信した、というお話である。彼らの運動は、問題解決を他人に委ねる「お願い型」ではない。住民自身が「エンジン」となって「お医者さんも来たくなるような地域をつくること」に力を注ぎ、やがて、共感した医師が自らの意思で赴任した。

鹿角は、岩手・青森との県境のまち。十和田湖を擁し、ストーンサークル・大日堂舞楽《だいにちどうぶがく》・花輪ばやし・毛馬内《けまない》盆踊り・芝居小屋「康楽館」など、先人の息吹が凛として残る。以前栄えた鉱山は引き揚げた。今は、人間の優しさ、心豊かさが地域を支えている。

〔目次〕

第2章　「医療」を入口に「地域」に目が向く

第3章 「地域」を入口に「全国」に目が向く

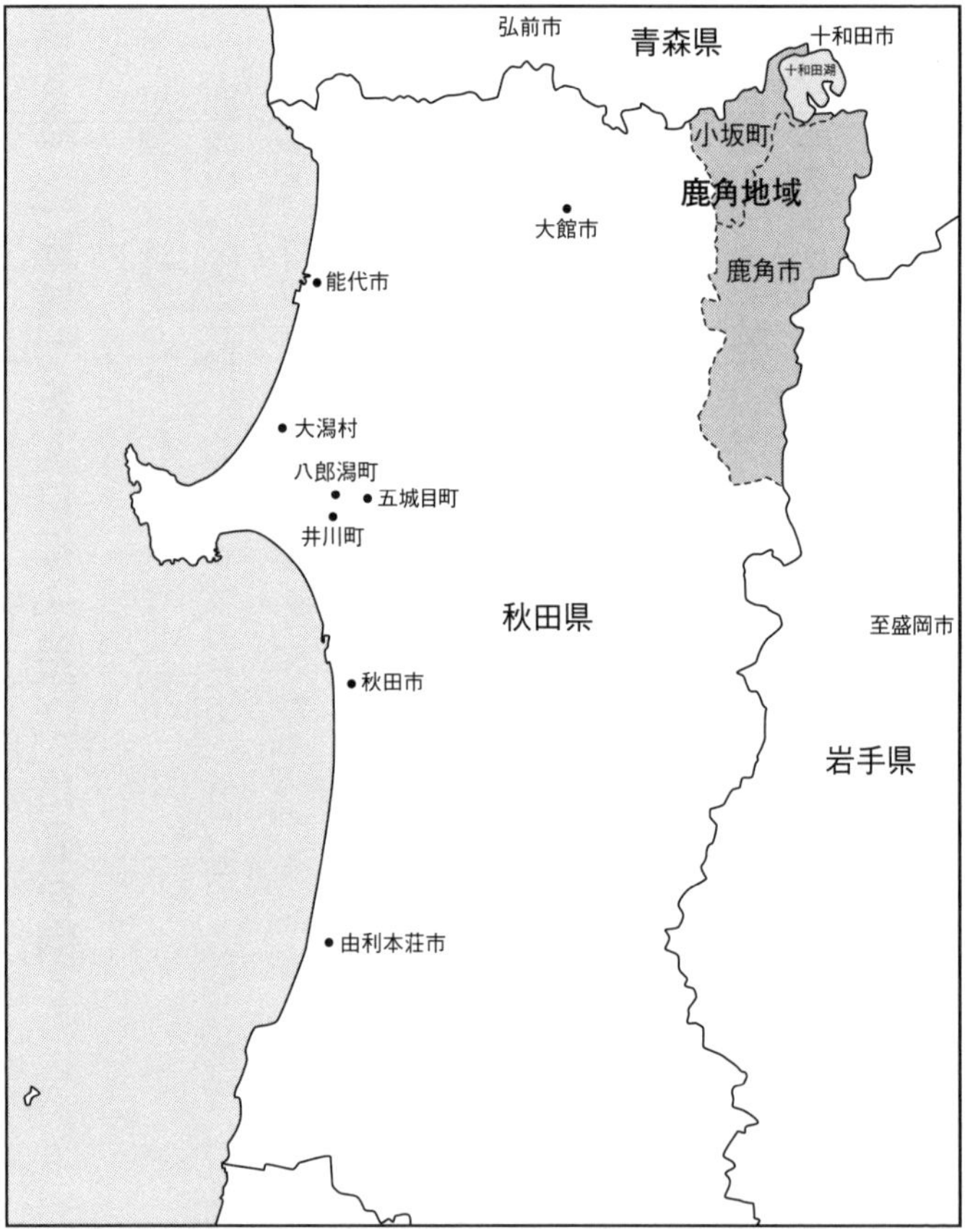

鹿角市と小坂町の人口

各年10月1日現在	鹿角市		小坂町	
	2006（H18）年	2016（H28）年	2006（H18）年	2016（H28）年
総人口（人）	36,160	31,437	6,670	5,214
男性人口（人）	16,846	14,709	3,194	2,434
女性人口（人）	19,314	16,728	3,476	2,780
世帯数	12,142	11,427	2,571	2,135

秋田県衛生統計年鑑より

第1章

住民自ら「地域に来てくれる医師」を探す

1　鹿角が「精神科の無医地区」に

大学から告げられた医師派遣の中止

病院の医師は、コロコロ変わる。時に、突然「医師の撤退」が宣告されるようなこともあるが、住民には、それらがなぜなのかがさっぱりわからない。

秋田県厚生農業協同組合連合会（厚生連）が運営する「鹿角組合総合病院」（現・かづの厚生病院）では、2006年（平成18年）4月1日から、精神科の常勤医師がゼロになった。それは、人口4万3000人（当時）の鹿角（鹿角市・小坂町）にとって、「精神科の無医地区」になることを意味していた。

この話が、同院精神科病棟の看護師長に伝えられたのは、同年2月3日の夕方であった。病院事務長によれば、同月1日に岩手医科大学から電話で「医師派遣の中止」を告げられたらしい。院長らは、7日に大学に出向き、教授らに再考を願ったが、今さら叶うはずもない。8日には、関係する役付職員が集められ、病棟廃止に伴う入院患者の「転院プラン」をつくるよう指示された。

医療縮小には前兆があった

同院・精神科病棟に勤務する看護師、中村秀也は、この情報を特別な思いで受け止めていた。遡《さかのぼ》ること7年前、常勤医師2人が1人になった。その時、身体の芯から湧き出るような危機感を抱いたが、結局、何も手を出せない自分がいた。さらに、同じ年、精神科病床が120床から70床に減らされた。これに対応して「患者家族会」はグループホームをつくり「帰る所がない患者」を支えた。病院の職員は、心のどこかで「患者を追い出した」後ろめたさが残り、名目をつくっては毎日のように「ホーム」を訪問。そうしたら、患者たちから「退院できて嬉しい、心配ないから来なくていい」と職員が慰められてしまった。あの時のほろ苦い思い出が脳裏をよぎる。

しかし、今度ばかりはワケが違う。当時、秋田県厚生連労働組合（秋厚労）の執行委員長でもあった中村は、2月9日、秋田市で行われた同労組・本部会議で事態を伝え、翌日の鹿角支部定期大会を「運動の起点」と位置づけた。

秋厚労鹿角支部・定期大会での「緊急決議」(2006年2月10日)

【緊急決議】

2006年2月8日、秋田県厚生連鹿角組合総合病院は、今年度末にて精神科病棟を閉鎖する旨を公表した。

このことは、すなわち、鹿角地域の精神科治療が空白になる事を意味する。それは、現在治療中の方はもちろん、折に触れて精神科を心の支えにしていた方々、その家族などから「よりどころ」を奪うことに他ならない。昨今、県内の精神医療が希薄になりつつある中で、当院撤退の影響は計り知れないものがある。それは、まさに、公的医療機関としての厚生連病院の果たすべき役割の放棄に他ならない。

秋厚労鹿角支部は、地域医療を守る立場から、今回の措置に断固として異を唱える。この地域の精神医療の灯を点し続けるため、あらゆる行動に打って出ることを決意する。

一つは、病院や会に対して、存続の必要性を認めさせるよう、働きかけを強める。二つ目に、県や関係自治体に対して、地域医療を守るために、早急に医師を確保するべく尽力するように交渉する。三つ目に、患者さん・その家族・地域住民の皆さんなどと連帯し、地域に精神科を残すための一大運動を起こす。そして、それらの運動を起こすために、支部・本部が一丸となって奮闘する。

すでに、事態を知った内外の仲間たちから、支援や励ましの声が届いている。鹿角の精神科の問題は、鹿角だけの問題ではない。全県・全国の仲間たちとともに、住民・国民とともに、秋厚労鹿角支部は自信を持って運動を展開することを決議する。

(2006年2月10日　秋厚労鹿角支部定期大会)

精神科医療を取り戻す「3つの行動」

歴史の神様は、たまに粋な計らいもする。通常は秋に開催する秋厚労鹿角支部の定期大会が、諸事情で2006年(平成18年)2月10日に延びていた。その日は、偶然にも精神科病棟閉鎖が一般公表された翌々日であり、格好の「決起の場」となった。

中村らは、一晩で基本方針の腹固めを行い、趣旨を「緊急決議」に込めた。そこには、事の重大性が示されたほか、「一つは、病院や会（経営者）に対して、（精神科の）存続の必要性を認めさせるよう、働きかけを強める。二つ目に、県や関係自治体に対して、地域医療を守るため、医師確保に尽力するように交渉する。三つ目に、患者さん・その家族・地域住民の皆さんなどと連帯し、地域に精神科を残すための一大運動を起こす」という3つの行動が提起されていた。（ ）は筆者注。

詳細を知らされていない病院職員も少なくない。大会の参加者は、執行部の説明に聞き入り、「緊急決議」に賛同した。14年後の現時点でふり返ってみると、彼らは、見事に、この「3つの行動」を実行したことになる。

医師の人事は「大学」が決める

厚生連は、正式名称「厚生農業協同組合連合会」が示す通り、農協の組織である。

1930年（昭和5年）、農業恐慌が日本を覆う。秋田県の場合、米が全農産物の8割を占めていたこともあって、その打撃はきわめて深刻だった。困窮した農民たちは「小作争議」という形で立ち上がる。秋田県の小作争議は、1934年（昭和9年）時点で487件。全国最多を記録した。貧困は病気を招くが、農村に医師はいない。農民たちの運動は「医療組合」づくりに向かう。1932年（昭和7年）、3775人の農民が一口5円のお金を出し合い「秋田医療利用組合」を設立。秋田は、厚生連発祥の地である。

伝統は引き継がれ、秋田県厚生連は県内全域で9病院を運営し、文字通り「地域医療」を支えている。だが、「医師の人事」だけは、病院ごとに、それぞれの大学との関係を築いており、厚生連としては病院に任せる部分が少なくない。「病院の医師がコロコロ変わる」のも、日本中ほとんどの病院で、医師の人事権は、病院ではなく大学が握っていることが大きく影響している。

秋田県厚生連労働組合の交渉相手は秋田県厚生連の経営者が原則だが、今回の「精神科医師」に関しては、当該病院の院長ほか管理者にも直接話を聞く必要がある。

院長は「お手上げ」

2006年（平成18年）2月15日、秋厚労鹿角支部から病院長に、また、同17日には秋厚労から秋田県厚生連経営者に宛て、それぞれ「鹿角組合総合病院の精神科存続を求める要求書」を提出した。これに基づき、同20日、病院内で団体交渉が行われ、組合員60人が参加した。

病院の説明によれば、岩手医大の精神科医師派遣中止の理由は、①臨床研修医制度によって大学に医師がいなくなったこと、②岩手県外への医師派遣は困難なこと、の2点。また、話のなかで、同院は前年から5人も医師が減らされ（整形外科・泌尿器科・消化器科・婦人科・外科）、この先、呼吸器科などの専門医もいなくなることから、病院全体が危機的な状況であることが判明。これに対して労働組合は「大学とは関係なく医師を探すこと」を求めたが、病院は「医局のバックアップのない医師を置くことは危険」とこれを拒否。席上、当時の松谷富美夫院長は、「万歳」のポーズをとりながら、存続させたいが万策尽き、「お手上げ」だと回答した。彼にしてみれば、大学ルート以外に医師を探す発想はなく、無理もないのかもしれない。

岩手医大との関係と「儲からない診療科」

鹿角組合総合病院は、1934年（昭和9年）、隣県・岩手医大からの医師派遣を前提に創設された。大学のある盛岡市までは93㎞。鹿角市内を縦走する東北自動車道を使えば、約1時間の距離にある。ちょっと気の利いた買物をするときなど、鹿角の人々は、120㎞離れた秋田市ではなく、盛岡か、60㎞先の青森県・弘前市を選ぶ。ちなみに、江戸時代の末、鹿角は「南部盛岡藩」の領地下にあり、戊辰戦争では幕府勢として秋田藩とも刃を交えた。明治維新のあと、「九戸県」「八戸県」などを経て、秋田県に編入されたのは1871年（明治4年）。

曲折ぶりがうかがえる。

鹿角は「県境」ゆえの歴史をくぐってきた。医療を語るとき、岩手医大との関係を抜きにすることはできない。

精神科の件でも、病院が説明するように、「岩手医大の医師不足」があったことは間違いない。しかし、のちに、内外の医療関係者の多くが「精神科は鹿角から追い出された」旨の発言をしている。確かに、精神科は他に比べて診療単価が低い。当時の病院管理者の胸中に「あわよくば儲からない診療科の排除」があったことは十分に予想される。団体交渉で、当時構想中の「新病院のビジョン」を問われたとき、松谷院長は「ホテルのような産婦人科」「がん拠点病院」と答え、「採算重視」の考えをにじませていた。

住民に事態を知らせる1万5000枚のチラシ

「緊急決議」に従い、鹿角支部は、2月28日、鹿角市議会・小坂町議会に対して、「鹿角組合総合病院精神科の存続に関する請願書」を提出した。その際、議会事務局や議員などの助言で、「請願署名」（3650筆）を3月8日に追加提出。請願は、市と町それぞれ3月22日に採択された。さらに、秋田県に対しては、県障害福祉課、医務薬事課と数回の懇談をするとともに、

2月24日に「緊急要請書」を提出。3月17日、県は医師確保に努力する旨を文書にて回答した。

さらに、事態を住民に知らせるため、2月27日、1万5000枚のチラシを全戸配布（新聞折込み）した。このウラ面には、FAX等で住民の声を求める欄を設けたが、配布後すぐに反応があり、数日間で約100人の住民から「お便り」を得ることが出来た。

地域全域へのチラシ配布は、今まで経験がない分、勢いに任せてやってしまった感も否めない。配布後、ちょっと冷静になってみると、住民がチラシのウラ面に何を書くのか、鹿角支部の関係者はジワジワと不安感に襲われた。きっと住民は病院のことを良くは思っていない。これを機に、病院への恨み・つらみ・悪口が大量に来ちゃったらどうしよう。患者の怒っている顔が目に浮かぶ。

医療がなくなるということは、もうこの地域には住めないということだ

実際に住民から寄せられた「お便り」は、思っていたものとは違っていた。みんなが心配した「悪口」はなかったが、そのかわり、鹿角地域から精神科がなくなる不安を示すものがほとんどで、事態は予想以上に深刻であることが文面から伝わってきた。病院のなかにいると、医師が頻繁に替わることや、時に常勤医師が不在になることなどは珍しいわけではなく、職員は

「慣れっこ」になっている。しかし、住民にとっては、その一つひとつが「死活問題」であることがわかった。なかでも「医療がなくなるということは、もうこの地域には住めないということだ」という一文は、住民の思いのすべてを表していた。「お手上げ」などと呑気なことを言っていては「いのち」が守れない、と住民が声を上げている。

地域は、「住民が集まり、お互いに困っていることを共有する場（住民集会）」を求めていた。

集会の呼びかけ人を求めて地域行脚

次の日から中村らは「地域行脚」を始めた。「住民集会」を開催し、できることなら「住民の会」を設立してもらいたい。そのために「呼びかけ人の引き受け手」を探し回る。鹿角には精神障害者施設が多い。ボランティアもいる。その関係者と話をし、さらに誰かを紹介してもらう。

2006年（平成18年）3月12日（日）、「行脚」で声を掛けた「呼びかけ人」が一堂に会した。20人ほどいる。自己紹介とともに、それぞれが思いを語る。精神科に関して、正確な情報は誰にも伝わっておらず、「病院は住民に説明すべき」といった声が飛び交う。参加した全員が「住民による具体的な行動の必要性」で一致し、同月28日に「住民集会」を開催することにした。

中村と行動をともにする男

　この件が起きて以来、中村が行動する際に、必ず同行している人物がいた。鈴木土身《どみ》。男性、当時53歳。中村より6歳年上だが、偶然にも誕生月日が同じ。愛知県生まれ・東京育ちの鈴木は、1976年（昭和51年）、地域医療に熱意を燃やす宮原伸二医師（当時・象潟《きさかた》町・上郷《かみごう》健康センター）のやや強引な誘いによって秋田県民となった。宮原医師が秋田から去ったあと、しばらく秋田県厚生連の病院で働いていたところを、2005年（平成17年）10月、中村が秋厚労専従職員として引き込んだ。鈴木は、「地域活動」で揉まれ、「医師不足」や「職場潰し」の痛苦も体感し、病院職員時代は「協同組合である厚生連が経営主義に傾くこと」に身体を張って抵抗してきた。その傍ら、全厚労医療研究集会の事務局長を長く務めたほか、独自に全国レベルの研究会を立ち上げるなど、国内各地とのつながりも深い。単なる「反対運動」はあまり好まず、軸足を「どうすればよいか＝対策・政策」に置く。鹿角の「精神科事件」が鈴木を待っていたかのようなタイミングで起きたのは、中村の先見眼かもしれない。なお、今回執筆にあたり、筆者自身について「私」という1人称は使わず「鈴木」と表現した。これは鹿角の運動が特定の個人に拠るのではなく、多くの人々の力の結集によってなしえたものであり、客観的な視点でその事実を記すための試みである。

2　地域に住民団体が発足

平日の夜に集まった230人

その日は、まだ寒かった。2006年（平成18年）3月28日、鹿角市役所に隣接する「鹿角地域広域交流センター」（現・鹿角市交流センター）の講堂には、企画した人々が集合時刻より早く準備に集まり始めた。誰かが差し入れた「タコ焼き」を頬張る口から白い湯気が立つ。あえて平日、火曜日の夜に設定した住民集会。はたして何人集まってくれるのか……。「鹿角で住民集会は初めてだ」とか「精神科の問題で人が集まるかな」など、「心の声」のようなヒソヒソ話が聞こえてくる。

12日の「準備会」で、住民集会の名称は「第1回鹿角の医療と福祉を考える市民町民集会」と決まった。「鹿角」と言えば「小坂町」も含まれるとか、「集会は1回では終わらない」とか、「医療と福祉は一体」など、出された意見を詰め込んだため集会名が長い。すでに、集会の開催は新聞に折り込んだチラシで全戸に知らせてある。あとは「市民町民」を信じるしかない。

アピール

本日、鹿角広域交流センターにおいて、「第1回鹿角の医療と福祉を考える市民町民集会」を開催しました。集会の目的は、鹿角市民・小坂町民が、この地域の医療福祉の実態について知り、考え、話し合う場をつくることであり、とりわけ、鹿角組合総合病院の精神科がなくなろうとしている今、市民・町民として何ができるかを話し合うことです。

鹿角組合総合病院に常勤の精神科のお医者さんがいなくなったら、この地域にはもう住めない、と訴えている住民の方がいます。私たちにとっても、うつや認知症は身近な病気です。みんなが精神科を頼りにして、ここで暮らし、ここで生きています。鹿角から精神科のお医者さんがいなくなるということは、「安心して暮らせる鹿角ではなくなる」ことを意味します。それほど深刻で、重大な問題だということを、医療、行政をふくむ住民みんなが改めて認識する必要があります。

私たちは、鹿角組合総合病院の精神科の存続を求めます。

病院の経営者には、医局という考えにとらわれず、広い視野の中で常勤医を探し、ぜひ確保して下さい。常勤医が見つかるまで、週2回の診察を継続して下さい。また、今後の見通しについて、病院として市民町民に説明することを求めます。

秋田県・鹿角市・小坂町行政には、積極的に病院と協力し、安心して暮らせる鹿角を守り、精神科がなくなることによって、人口の減少や自殺の増大に拍車をかけないよう、最善の努力をしてください。

本日、「鹿角の医療と福祉を考える市民町民の会」が発足しました。私たちは、住民の立場で、安心して暮らせる鹿角であるために運動を開始します。1人でも多くの方が趣旨に賛同し、ともに立ち上がって医療と福祉の充実を求める運動を広げていきましょう。

2006年(平成18年)3月28日　　鹿角の医療と福祉を考える市民町民集会

開場は午後6時。みるみる席が埋まり、あわてて追加のパイプ椅子を出す。混雑する受付あたりで、即席の「案内係」が参加者をなかに導いている。多少不安げな人も、知人と会うと笑顔に変わる。例の「チラシの裏の住民の声」は160件を超え、この日の資料に加えた。参加者はそれに目を通すなり深くうなずき、周辺の人と共感の会話が盛り上がる。会場はちょっと興奮気味にザワついていた。

成田洋子（婦人団体）の司会で、集会は始まる。「準備会」を代表して西文雄（鹿角親交会）が挨拶し、中西富男（秋厚労鹿角支部）、杉江昌子（花輪ふくし会）、金澤博子（鹿角親交会）が、それぞれの立場で精神医療の必要性を語った。フロアからも10人が発言。集会の最後に「これからの行動」と「アピール」が承認され、住民団体「鹿角の医療と福祉を考える市民町民の会」が発足。集会の参加者数は230人にのぼった。

住民にとって医療のことは本当にわかりにくい

「鹿角の医療と福祉を考える市民町民の会」（以下「市民町民の会」）の第1回目の「幹事会」は、2006年（平成18年）4月17日（月）の夜、鹿角市「花輪市民センター」視聴覚室で行われた。「市民センター」は、登録さえしておけば、市民団体なら無料で使うことができる。

参加者は20人。その多くが「準備会」の時から参加していた。「これからの活動」について話し合い、市長・町長との懇談や、県への働きかけなど、それなりの行動は決まった。しかし、どうもスッキリしない。精神科の医師がいなくなったのは誰のせいなのか。大学・病院・県・市町……、住民の思いをどこにぶつければ良いのか……。精神科に限らず、そもそも医師の人事は誰がどこで決めているのか、なぜコロコロ医師が変わるのか……、わからないことが多すぎて話がまとまらない。なかには「院長をクビにするには、どうすればよいのか？」などの質問も飛び出す。参加していた病院関係者でさえ、明確な回答を示すことは出来なかった。

あらためて考えてみると、「医療」は、仕組みがわかりにくい。「医師の不在化」についても、「原因」が不明瞭であるがゆえに「対策」が決まらない。危機感で立ち上がったのは良いが、住民の前に、まるで大きなカベが立ちはだかっているような気さえした。でも、見方を変えれば、今まで「タブー視」されていた「医療の不思議」について、グチをこぼしても許される場所ができたのかもしれない。ともかく、この日は、やれることだけ実行に移すことにし、ほかは保留にした。

あえて敵をつくらない住民運動

2回目の幹事会は5月8日（月）に開かれた。あれから西、中村・鈴木らが何回か熱く語り合い、苦悶のなかで導き出した「方向性の案」が、この日の幹事会で提案された。コンセプトは「あえて敵をつくらない住民運動」であった。

先日の幹事会で、住民の矛先は院長・市長・大学などへと向けられた。怒りをぶつけたくなるのも無理はない。生活に直結する医療などのことが、住民の知らない所で、いつの間にか決められ、しかも住民に伝わる順番は最後なのだから……。しかし、よく考えてみると、病院・行政・大学医局も昨今の医療政策の「被害者」であり、大なり小なり困っている。大事なのは「困っている者たちが、困っていることを共有し、大同団結すること」なのではないか。

「市民町民の会」の当面の目標は「医師の確保」。そのための方法は、「①誰かに探してもらう」か「②自分たちで探す」の2つしかない。1つ目については、住民・地元自治体・病院らの「思いはひとつ」という地域世論を形にするため、県知事宛の署名に取り組む。2つ目に関しては、住民・行政・病院らの連名で「医師を求めるチラシ」をつくって、広く全国に発信する。これが、「市民町民の会」の基本方針となった。

会員の区分も規約もない組織

基本方針を実行するためには、組織体制もつくらなくてはならない。会長は西。副会長に成田洋子と中村。組織の要となる事務局長には湯瀬直樹が座った。湯瀬は、ここでは比較的若手で、住民であると同時に診療放射線技師として病院に従事している。当時、秋厚労鹿角支部の役員をしていたが、市民町民の会「専属」になるよう、支部が配慮した。

「鹿角の医療と福祉を考える市民町民の会」幹事会の主な参加者（敬称略、順不同）

会長	西　文雄			
副会長	成田洋子	中村秀也		
事務局長	湯瀬直樹			
主な幹事会参加者	柳澤良子	三澤つせ	田中恵子	佐藤貴昭
	赤坂明美	黒沢美智子	成田祥子	中西富男
	櫻田　昌	武石佳久	米沢久子	浅野かおり
	阿部雪美	三浦　晃	山上佳世子	山崎幸子
	片岡　香	田中孝子	佐藤友信	畠山　寿
	吉村アイ	鹿児島　巖	田口　裕	和井内貞光
	成田靖浩	稲垣祥子	金澤真由美	佐藤　寛
	佐藤幸子	高橋航平	佐々木陽平	
事務局	奥井明子	畠　輝義	佐々木芽衣	寒川井光雄
	石川雄一			
広報・地域調査等担当事務局	鈴木土身			

（名前漏れ・誤字等非礼があった場合はお詫びします）

市民町民の会は、「会員」について明確な区分がない。「市民町民集会」で結成されたのだから、集会の参加者、あるいは市民町民すべてが会員、といった体である。その後何回か「会員を明確にする取り組み」も試みてみたが、いずれも日の目を見なかった。鹿角の人柄は、あまり細かいことを気にしないのかもしれない。

なお、集会等でつながりが深まった人には、毎月、幹事会の開催通知や「幹事会つうしん（2014年8月以降）」などがメールか郵送で届く。対象は時とともに増え、2018年（平成30年）時点では地域内外180人ほど。その数を「会員数」と言えば言えないこともない。また、誰が「幹事」なのかも特に決まっていない。日程を知らせているので、その気さえあれば誰でも幹事会に参加することはできる。つまり、幹事会は、毎回、開催してみないと何人集まるかわからない。なかには「降雪期間はお休み」を宣言する「熊」みたいな人もいる。他の住民組織では「世話人会」などと呼んでいるところもあるが、鹿角がなぜ「幹事会」という名称を使うようになったのかも、今となっては不明である。

同じく「規約」もない。しかし、世の中には「組織には規約が不可欠」と信じて疑わない人たちも少なくない。これまで14年間の活動の中で、たとえば「県の補助金」を申請する際などにも必要だったので、一応、形だけはつくってある。

住民運動では「事務局」が大事

全国どこででも、住民運動を起こそうとする時には、「事務局をどうするか」という問題に直面するはず。1つの問題は「連絡先・事務所」であり、もう1つの問題は「事務的な作業を担う人」である。

鹿角の場合、成行きがゆえに、最初の連絡先は「秋厚労・鹿角支部」に置いた。やがて、少し落ち着いてから「NPO法人・鹿角親交会」事務所に移転した。「親交会」は、精神障害者の「患者・家族会」であり、以前は病院内にあった。前述のように、1999年（平成11年）の減床に対応してグループホーム事業を始めてから、「地域の組織」となった。ちなみに、当時の経緯で、もう1つ「青垣」という「精神障害者・患者家族会」も誕生している。

事務局長の湯瀬は、主に幹事会や諸行動などの資料をつくり、会議等の進行役やコーディネートを務める。ホームページは浅野かおり他が担当した。中村は、驚くほど地域に精通しており、実質的に「関係機関との窓口」役になっている。彼の住む集落は、誰かが亡くなったとき、隣近所が助け合って足を運び、関係者に直接葬儀通知を手渡す風習「知らせまわり」が残っている。中村によれば、渡すべき家を探して市内中あちこち歩いているうちに、いつのまにか詳しくなったそうだ。

さらに、秋厚労が果たしている役割も大きい。秋田市にいながら、畠輝義、奥井明子、大塚（佐々木）芽衣ら本部専従は、「市民町民の会」事務局の一員として、資料作成などに尽力。鈴木もかつてはそのなかにいたが、定年退職後は一個人として鹿角に通い続けている。加えて、住民と労組のパイプ役である秋厚労鹿角支部専従・阿部典子は「縁の下の力持ち」である。

「よそ者」の視野の広さは、しばしば地域の役に立つ

「親交会」に「市民町民の会」の事務局を置くことができたのは、そこに西が勤務しているおかげである。西は、当時日本で一番面積が小さい自治体、高知県・赤岡町（現・香南市）で生まれた。15歳で親元を離れて奈良県の高校・大学で学び、映画同好会で知り合った妻の縁で、29歳の時に鹿角に来た。車のセールスで生計を立てながら、自力で出来る仕事を模索した末「じゅうたんクリーニング」にたどり着く。鹿角「ふれあいコンサート実行委員会」ボランティアへの参加が障害者との出会いとなり、「じゅうたんクリーニング」は障害者の就業訓練の場としても役立った。その関係で、西は「親交会」に深く関わるようになる。「よそ者」の視野の広さは、しばしば地域の役に立つが、西がその人であった。

精神科常勤医師が去り、病院の「精神科デイケア」も休止したため、「鹿角親交会」は、やむなく少し広めの「精神科デイサービス」用の建物を借り、これに「市民町民の会」も便乗した。外部から入る電話やメールなどには、常駐している西が対応する。

財政は「絵葉書」を売って

「鹿角の医療と福祉を考える市民町民の会」の財政（2006. 3. 28 ～ 2019. 12. 31）

（収入）

寄付金（団体）	21団体	473,472円
寄付金（個人）	41人	210,864円
寄付金（集会時）	8回	378,318円
絵葉書売上	26回	235,104円
講演謝礼	5回	60,000円
原稿料	7回	157,724円
利息	12回	669円
その他	4回	178,346円
計		1,694,497円
	（収入－支出）	95,381円

（支出）

行動費　ガソリン代、備品など	283,416円
用紙購入代、印刷代	329,990円
新聞折込料	580,772円
絵葉書作成費	37,145円
事務費　印鑑、封筒など	19,751円
郵送費　葉書・切手購入など	191,863円
電話代　プリペイドカードなど	85,945円
会議費会場借用料など	11,498円
その他香典など	58,736円
計	1,599,116円

「市民町民の会」には、いくつかの弱点がある。その一つが「全住民を対象にした運動になりきれていない」ところだ。幹事会で決めたことを全住民に知らせ、住民の思いを無理なく集約する仕組みがなかなか出来ない。

　全国の住民団体も、このあたりは苦労しているところが多いと思う。「生駒《いこま》の医療を守る市民連絡会（奈良県）」は、数多くの住民団体の協力によって、ほぼ市内全世帯に印刷物を届けるネットワークを構築したと聞く。圧巻なのは「湖東《ことう》病院を守る住民の会（秋田県）」で、八郎潟町・五城目町・井川町・大潟村と協議を重ねた上、月1回、それぞれの「行政広報」に挟んで全世帯（約1万）に「湖東病院を守る住民ニュース」を配布した（2010年6月～

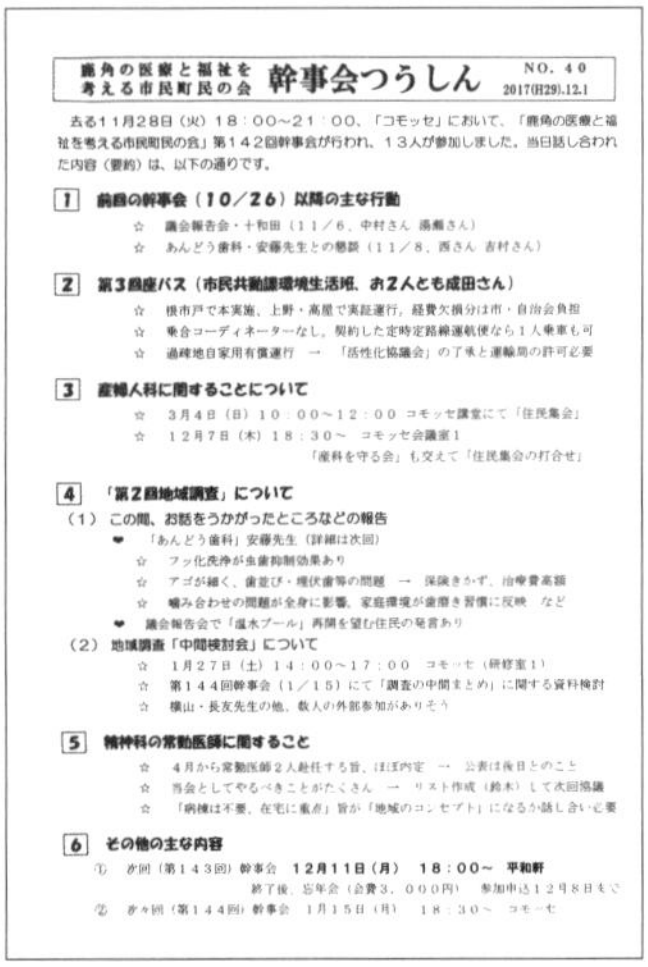

鹿角の医療と福祉を考える市民町民の会　幹事会つうしん　NO. 40　2017(H29).12.1

去る11月28日（火）18：00～21：00、「コモッセ」において、「鹿角の医療と福祉を考える市民町民の会」第142回幹事会が行われ、13人が参加しました。当日話し合われた内容（要約）は、以下の通りです。

1　前回の幹事会（10／26）以降の主な行動

☆　議会報告会・十和田（11／6、中村さん 湯瀬さん）
☆　あんどう歯科・安藤先生との懇談（11／8、西さん 吉村さん）

2　第3回座バス（市民共動課環境生活班、お2人とも成田さん）

☆　根市戸で本実施、上野・高屋で実証運行，経費欠損分は市・自治会負担
☆　乗合コーディネーターなし。契約した定時定路線運航便なら1人乗車も可
☆　過疎地自家用有償運行　→　「活性化協議会」の了承と運輸局の許可必要

3　産婦人科に関することについて

☆　3月4日（日）10：00～12：00 コモッセ講堂にて「住民集会」
☆　12月7日（木）18：30～　コモッセ会議室1
「産科を守る会」も交えて「住民集会の打合せ」

4　「第2回地域調査」について

（1）この間、お話をうかがったところなどの報告
❤　「あんどう歯科」安藤先生（詳細は次回）
☆　フッ化洗浄が虫歯抑制効果あり
☆　アゴが細く、歯並び・埋伏歯等の問題　→　保険きかず、治療費高額
☆　噛み合わせの問題が全身に影響、家庭環境が歯磨き習慣に反映　など
❤　議会報告会で「温水プール」再開を望む住民の発言あり

（2）地域調査「中間検討会」について
☆　1月27日（土）14：00～17：00　コモッセ（研修室1）
☆　第144回幹事会（1／15）にて「調査の中間まとめ」に関する資料検討
☆　横山・長友先生の他、数人の外部参加がありそう

5　精神科の常勤医師に関すること

☆　4月から常勤医師2人赴任する旨、ほぼ内定　→　公表は後日とのこと
☆　当会としてやるべきことがたくさん　→　リスト作成（鈴木）して次回協議
☆　「病棟は不要、在宅に重点」旨が「地域のコンセプト」になるか話し合い必要

6　その他の主な内容

①　次回（第143回）幹事会　**12月11日（月）　18：00～　平和軒**
終了後、忘年会（会費3，000円）　参加申込12月8日まで
②　次々回（第144回）幹事会　1月15日（月）　18：30～　コモッセ

幹事会つうしん

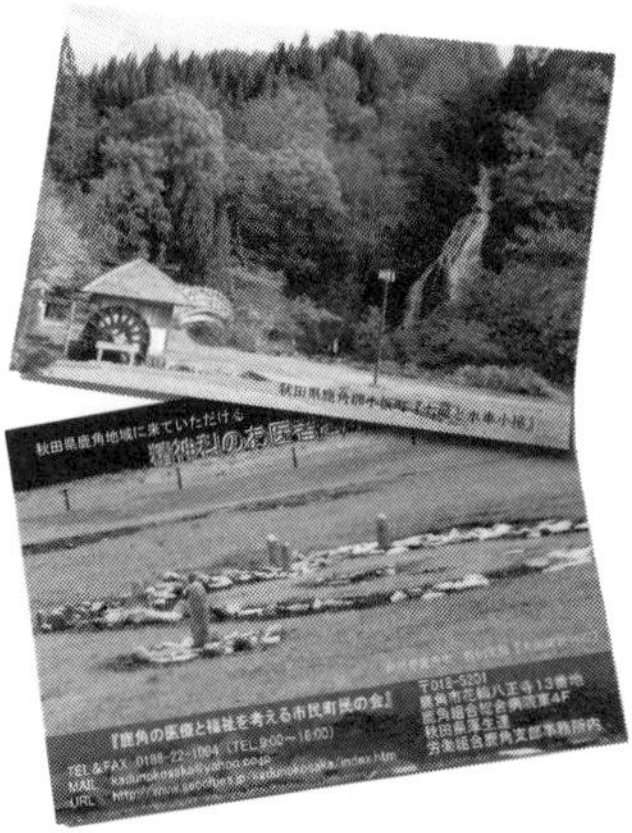

絵葉書

２０１４年11月）。「病院の存亡」という「地域全体の危機感」の賜物、と言えばそれまでだが、鹿角も出来ればこれを目指したいと考えている（生駒や湖東の詳細は第3章）。

「湖東」方式に至らない今は、それをカバーする方法として、時々、全世帯にチラシの「新聞折り込み」をしている。1万世帯以上あるので、これには1回2万5000円ほどかかる。２０１９年末までで「市民町民の会」の累積財政規模は約１７０万円。その76％は「寄付金」で賄われている。湯瀬が地域内の写真を「絵葉書」に仕立て、「１０００円以上のカンパをいただいたらお礼に絵葉書を3枚差し上げる」という体で売り上げた分も大きい。雑誌などの「原稿料」や、会長等による「講演料」なども

収入源となる。

加えて、「幹事会つうしん」などの郵送費は秋厚労の善意に甘えている。ほかにも、紙や印刷などの面で、秋厚労に頼る部分も大きい。連絡先事務局を置く「鹿角親交会」にも相応の負担をかけているはずだ。財政的な自立も今後の課題の一つと言える。

3 ついに県が動いた

市と町が「協力団体」になった署名

「署名」は、住民が最も参加しやすい身近な運動で、比較的抵抗感も少ない。「市民町民の会」単独でも、それなりの数は集まるだろう。しかし、第2回幹事会で確認した「基本方針」は、「市・町とともに取り組む」ことに意義を見出そうとしている。「ともに県知事宛の署名に取り組みたい」旨を、2006年(平成18年)5月25日、両自治体に申し入れた。当然だろうが担当者は即答を避け、この話し合いは6月29日まで、4回(市と町なので計8回)、約1ヵ月

署名用紙と回収箱を設置した公共施設

【鹿角市】
本庁
福祉保健センター
花輪支所
十和田支所（十和田市民センター）
尾去沢支所（尾去沢市民センター）
八幡平支所
大湯支所
花輪市民センター
錦木地区市民センター
大湯地区市民センター
谷内地区市民センター
【小坂町】
本庁
保健センター
交流センター・セパーム（中央・小坂公民館）
川上公民館
七滝公民館（七滝支所）

（2006年7月）

間に及んだ。鹿角市は、当初「一民間病院のことに口は出せない」としていたが、「市民町民の会」の主張には同感の意を示し、「共催」は無理だが「協力」ならよい、ということになって、小坂町もこれに同意した。「署名の文面」についても時間をかけた。行政には行政なりの文体や表現がある。文案について、基本事項を何回もやり取りをしたうえで、「市民町民の会」は、「不都合がないよう手直ししてほしい」と、最終的には市町に下駄を預けた。「市民センター」など、地域内16ヵ所の公共施設に用紙と回収箱を設置する点でも合意し、7月7日、ついに署名活動が始まった。

署名用紙は、チラシとセットでA3版2つ折。記入後は真ん中から切り離して回収する。新聞折込みで全戸に配布したが、そのほかにも、あえて「一斉全戸訪問行動」を5回行った。このとき、米沢久子ら訪問看護師の土地勘がおおいに役立った。どこに行っても歓迎され、7月の猛暑を忘れさせてくれる。作業療法士として病院で働く佐藤貴昭は、歩くのも困難な老婆が這うように玄関に出てきて署名してくれた感激を忘れないと言う。そのとき、「自分は、住民の健康を守るために、病院で頑張ろう」と本気で思った。佐藤は、今でも、その話をするときは声が詰まり、目が潤む。

地域で署名を始めたら、オヤジの株が上った

鹿角にはいくつかのスーパーマーケットがあるが、この時は「いとく」の快諾を得て「店頭署名」も行った。株式会社伊徳《いとく》は、大館市に本社を構え、青森・秋田に27店舗（2020年2月時点）を展開する地場企業。旧藤琴村（現・藤里町）出身の伊藤徳治さんにより、明治期に創業された同地の薬店がルーツだと聞く。

あらかじめ日程を決め、「いとく」店頭署名には都合のつく人が集まる。阿部雪美、黒沢美智子、成田祥子、田中孝子ら「3交代勤務」の病院職員などは、夜勤明けの眠い目をこすりながら参加した。中村もその1人。たまたま通りかかった友人や家族がごく自然に手伝う姿を見て、中村の顔がほころぶ。のちに中村の妻が「労働組合の活動舞台は秋田市がほとんど。でも、精神科の運動が始まってから、彼の頑張る姿を家族も見ることが出来る」と述べている。オヤ

ジとしての「株」がだいぶ上がった。

「市民町民の会」は、２００６年（平成18年）８月８日の幹事会で、署名全戸訪問の際に聞いた「住民の声」を整理している。活動を応援する内容が多い反面、「家族が組合病院で『何でもない』と言われ、しかし具合が悪いので別の病院に行ったところ、手遅れで危篤状態となった。組合病院には協力できない」「医師は自分の利益だけ求めていて、本当に住民の健康を考えているのか不信に思う」「病院だけ立派になっても医師がいなければ意味がない」「病院に回収箱がないので署名を持ち帰った」など、鹿角組合総合病院の評判が悪い。

一方で、ともに署名活動に取り組んだ側の住民の感想では、「住民も看護師もいっしょに運動したことで信頼関係ができた」「住民を上から見ていた高圧的な病院職員も目線が下がった」などの言葉が目立った。病院関係者にとって、この運動には普段の仕事ではなかなか得られない「宝物」がたくさん含まれている。

県内外で深刻な「医師不足」が発現

ともあれ署名は１万６０３８筆集まり、８月29日、西会長はじめ８人が県庁に赴いて提出した。署名簿に託された知事への要請は、①精神科常勤医師を確保し病棟再開、②新築病院における精神医療体制の確保、の2点。対応した秋田県健康保健部・井上裕司部長が「少なくとも大館鹿角としてケアしたい」と述べたのに対して、西や成田らは口々に「大館は遠い。家族にとっては鹿角に精神科がなければダメ」「精神科疾患は治療に時間がかかる。地元に入院施設が必要」と反論。その結果、井上部長は「大館とは別に鹿角に入院施設が必要だと思う」と言い直した。

　この頃、県内外で「医師不足」が叫ばれ始めていた。日本経済新聞社の調査に対して、２００４年（平成16年）～２００７年（平成19年）の4年間で、全国５５０病院のうち、6割が「医師が確保できない」という理由で「診療体制を縮小した」と答えている。また、別の新聞は、救急搬送で医療機関から3回以上受け入れを拒否された「たらい回し」が、２００７年に2万４０８９件発生と報道した。２００４年4月から「臨床研修制度」が変わり、大学医局に残る医師の数が減る。その後、しばしば「これが医師不足の原因」のように言われたが、もちろん真因はそんな単純なものではない。

　秋田県でも、鹿角の問題は「氷山の一角」に過ぎなかった。２００５年（平成17年）11月27日に秋田大学が大館市で開催した「市民フォーラム」では、大館市立総合病院や秋田労災病院の医師不足について、市民から改善を求める強烈な意見が驚くほど噴出した。男鹿《おが》みなと市民病院を運営する男鹿市は、医師の確保に窮し、早々と２００６年（平成18年）から「医学生奨学金制度」を始めている。こののち、鷹巣《たかのす》病院、米内沢《よないざわ》病院、秋田社会保険病院、湖東病院など、県内で数多くの病院が「廃止の渕」にまで追いつめられるが、そこには必ず「医師不足」という言葉が登場した。

県が鹿角の住民に「医師確保対策」を説明

「医療崩壊」と呼ばれるこの事態に、県も対応せざるを得なくなった。２００６年（平成18年）９月12日付の秋田魁新報（夕刊）は、同日の定例県議会で、寺田典城知事（当時）が「地域医療の中核的な役割を担う病院が、診療科の休診や病床の廃止に追い込まれるなど、診療体制の維持が困難な地域も出ている」と指摘。対策として「特に不足している精神科、小児科、産科などの医師確保に向け、修学資金等貸付事業の対象者を拡大する」「地域に必要な医師確保策を盛り込んだ医療計画をつくる」「秋田大学医学部の定員増と『地域枠』拡大を図る」と述べた、と報じている。２００７年度からは、県が医師を採用して病院に派遣する制度（県職員医師採用派遣）などの事業に1億８４１万円を予算計上した。

また、鹿角市は、小坂町とともに「地域の医療について官民で話し合う協議会」を設置する

行政による医師確保などの施策(主なもの)

【秋田県】	
2006年(H18)	秋田大学「地域枠」拡大など、医師確保対策推進の方針 県出身医師の病院紹介事業。医師奨学資金貸与事業 医師登録紹介事業(ドクターバンク制度) 医師確保総合対策事業費、補正予算1,851万円計上 県と秋田大学との連携に関する協定を締結
2007年(H19)	第2回市民町民集会にて県市が住民に「方針」説明 医師を県職員として採用し、病院に派遣する事業 新整備支援策として厚生連3病院に7年で100億円
2008年(H20)	「県地域医療対策協議会」開催 鹿角市とともに「精神科外来・応援医師」の確保に奔走 健康福祉部内に「医師確保対策推進チーム」設置 秋田大学に「総合地域医療推進学講座」開設 「医師確保対策推進室」設立
2009年(H21)	病院「運営費」として厚生連に13億円の補助 県職員派遣など、厚生連の経営に積極関与の方針 厚生連理事長に県職員OBの佐藤博身氏が就任
2010年(H22)	秋田大学に「地域医療連携寄付講座」を設置 鹿角市とともに、岩手医科大学に「寄付講座」設置 「県民の医療確保に関する臨時対策基金」に100億円
2011年(H23)	「ドクターヘリ」の導入 「総合診療・家庭医」の養成事業 「医師数・患者数等医療需要調査」により 県内不足医師数413人
2012年(H24)	「医師不足・偏在改善計画」を了承
2013年(H25)	「あきた医師総合支援センター」設置
2015年(H27)	県が内科医1人採用、雄勝中央病院に派遣
【鹿角市・小坂町】	
2006年(H18)	医師を求める住民運動への協力
2007年(H19)	「鹿角地域医療環境整備懇談会」の設置
2008年(H20)	「精神科外来・応援医師」の確保に奔走 鹿角市独自の「医学生奨学金」制度
2010年(H22)	秋田県とともに、岩手医科大学に「寄付講座」 住民参加の「かづの地域医療懇談会」の設置 「かづの地域医療懇談会」医師求めるチラシ配
2013年(H25)	地域内に開業する医師への支援金 住民を対象とした「医学部見学ツアー」
2017年(H29)	テレフォン病院24
2018年(H30)	市として「医師確保専門員」配置

ことを約束。住民の運動が、少なからず行政を動かしたことになる。

2007年（平成19年）5月25日、「市民町民の会」は、「署名効果の検証」を目的に、行政や病院に声をかけ、「それぞれの医療施策を住民に説明する場」として「第2回鹿角の医療と福祉を考える市民町民集会」を開催した。残念ながら病院は応じなかったが、県・市・町はきちんと資料も準備し、「医師確保総合対策事業」等について真摯に説明。また、この集会で、「市民町民の会」は、県に「医師確保対策室」の設置を提案した。

この提案は、2008年度、県健康福祉部内「医師確保対策推進チーム」として実現。やがて同チームは「医師確保対策推進室」（現・医療人材対策室）に格上げされ、今も活躍している。

4 全国の「道の駅」など、406ヵ所にチラシを置き続ける

病院に「フリーの医師」受入を認めてもらう

県などが対策を講じたとしても、大学からの医師派遣は、しばらく期待出来ない。だとすれ

ば、全国に発信して、鹿角に来てくれる「フリーの医師」を探すしかない。医師が聞いたら不快に思うような表現だが、俗にいう「一本釣り」である。

病院は、「一本釣りはしない」「もし誰かが医師を連れてきたとしても、雇用するかどうかはわからない」と公言していた。その理由は、病気・退職など、その医師が不在になったときにフォローしてくれる後ろ盾がなければ、かえって患者に対して無責任になる、というものであった。そこで、「市民町民の会」は、岩手医科大学・精神科医局に出向いて「もしフリーの医師が見つかったら、大学としても出来る限りフォローする」旨の「お墨付き」を得る。さらに、県に対して「県が医師を雇用して病院に派遣する仕組み」を提案（2007年度から県事業として開花。前項にも登場）。これらの説得材料をフルに使い、何回か話し合った末、「フリーの医師の受入」について、病院から承諾をもらうことができた。

5者連名（県・市・町・病院・市民町民の会）のチラシ

そんな「受入体制の準備」を経て、やっと「医師を求めるチラシ」の作成に着手したのは、2006年（平成18年）9月6日の第7回幹事会であった。

余談ながら「市民町民の会」のメンバーは、しばらくの間、このチラシを「パンフレット」

と呼んでいた。折り曲げない単体の1枚紙なので「チラシ」が適正表現だと思うが、発案者の鈴木が初めに間違えた。気が付いていても咎《とが》めることをしないのが鹿角住民の優しさなのだろう。

「市民町民の会」は、「医師を求めるチラシ」を県・市・町・病院との「連名」で発行するのが目標ではあったが、そう簡単にはいかないことも承知していた。だから、最初は単独でチラシをつくり、2006年（平成18年）10月16日から配布を開始した。

そのうえで話し合いを重ね、結果的に「連名」が実現したのは2008年（平成20年）11月7日のこと。これを機に内容もリニューアルした。表面に名前を連ねたほか、裏面には各団体の「思い」を載せた。修正を積み重ねることで、チラシの内容も一歩一歩良くなっていく。

鹿角は、十和田・八幡平国立公園の入り口にあって、豊かな温泉や伝統行事などを誇る観光地である。チラシは、手始めに地元の観光・宿泊施設から置いてもらった。足を運んで、趣旨を説明し、同意を得たら20～30枚のチラシを手渡す。「鹿角の医療と福祉を考える市民町民の会」の者ですが……と自己紹介するたびに、「この団体名は長い」と痛感する。相手は、微笑みながら、そのたどたどしいプレゼンを聞く。県・市・町・病院などが明記されている効果であろうか、断る施設はひとつもない。十和田湖の周辺は県境が入り混じり、青森県の店やホテルも少なくないが、それでも快く応じてくれる。

地元や周辺市町村の役場、支所、市民センター、図書館、観光案内所など、公的なところにも足を運び、同意を得た上でチラシを置いてもらった。また、当時、全国に900ほどあった「道の駅」すべてにチラシの見本と趣意書・返信用葉書を送り、了解を得た「駅」にも設置。最終的に270ヵ所の「道の駅」が協力してくれた。この方法はのちに秋田市内の主要施設にも広がり、2017年（平成29年）8月1日時点で406ヵ所に至る。

チラシは、1回だけでなく、何回も追加をお願いする

チラシは、1回置いただけでは効果が期待できない。「市民町民の会」は、何回も足を運んでチラシを配布し、「道の駅」への郵送も繰り返した。2017年（平成29年）までの活動をまとめた『私たちの活動・第8編』に記載されているだけでも、このような行動は62回に及んだ。

直接配布する行動が回を重ねると、配る方も受け取る方も慣れてくる。「市民町民の会ですが」と言えばすぐ通じるし、時には、チラシを見せて「これ、また持ってきました」だけで済む。地域の人たちは、快くチラシを受け取り、時には「頑張っているね、ごくろうさん」など

と声を掛けてくれる。それは「市民町民の会」が認知されたことにほかならず、また、運動方向が間違っていないことを示す「検証」でもあった。

このような行動は、たいてい2人1組で行う。景色の良いところで少し休憩すれば、ちょっとした観光気分。行動の共有によって2人の話が弾み、職場や家庭などに関する本音もポロリとのぞく。「人を知る」ことは、さらなる活動のエネルギーにつながる。

のちに、鹿角の住民運動に関心を示してくれた複数の医師に「どこでチラシを見たか」を聞いてみた。すると、意外に多かったのが「鹿角・大湯温泉」という答えだった。現在、常勤医師として働いている医師の1人は関西出身だが、「旅行中、北海道でチラシを見た」と述べている。地元も県外も、12年間で推定10万枚を超えるチラシを苦労して配り続けた意味があったことがわかって、とても嬉しい。

2018年（平成30年）に精神科の常勤医師が赴任したため、協力いただいたすべての施設に、お礼を述べるとともに、残ったチラシを回収した。ただ、この時には、替わりに「産婦人科の医師を求める」チラシ設置を依頼したため、この「チラシ配布行動」はまだしばらく続きそうだ。

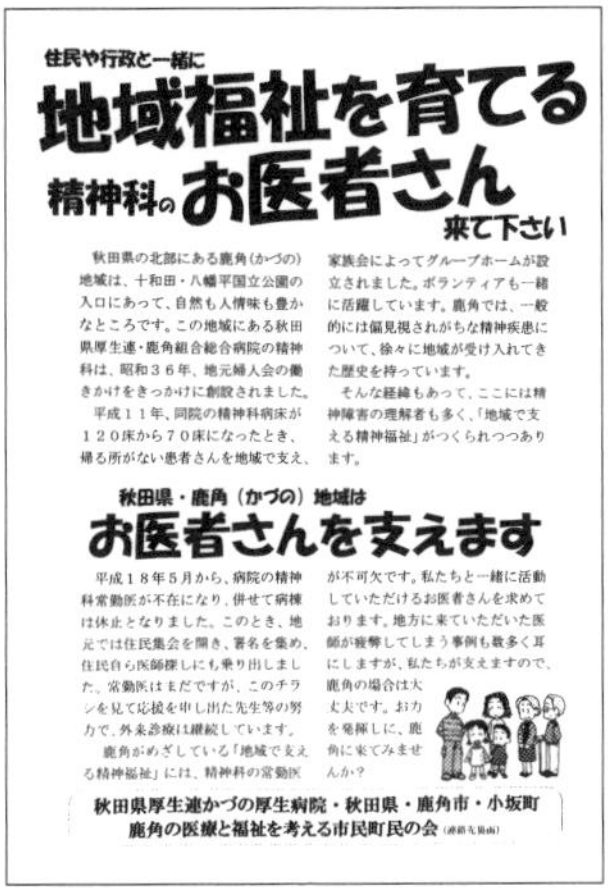

住民や行政と一緒に

地域福祉を育てる
精神科のお医者さん 来て下さい

秋田県の北部にある鹿角(かづの)地域は、十和田・八幡平国立公園の入口にあって、自然も人情味も豊かなところです。この地域にある秋田県厚生連・鹿角組合総合病院の精神科は、昭和３６年、地元婦人会の働きかけをきっかけに創設されました。

平成１１年、同院の精神科病床が１２０床から７０床になったとき、帰る所がない患者さんを地域で支え、家族会によってグループホームが設立されました。ボランティアも一緒に活躍しています。鹿角では、一般的には偏見視されがちな精神疾患について、徐々に地域が受け入れてきた歴史を持っています。

そんな経緯もあって、ここには精神障害の理解者も多く、「地域で支える精神福祉」がつくられつつあります。

秋田県・鹿角（かづの）地域は

お医者さんを支えます

平成１８年５月から、病院の精神科常勤医が不在になり，併せて病棟は休止となりました。このとき、地元では住民集会を開き、署名を集め、住民自ら医師探しにも乗り出しました。常勤医はまだですが、このチラシを見て応援を申し出た先生等の努力で，外来診療は継続しています。

鹿角がめざしている「地域で支える精神福祉」には、精神科の常勤医が不可欠です。私たちと一緒に活動していただけるお医者さんを求めております。地方に来ていただいた医師が疲弊してしまう事例も数多く耳にしますが，私たちが支えますので、鹿角の場合は大丈夫です。お力を発揮しに、鹿角に来てみませんか？

秋田県厚生連かづの厚生病院・秋田県・鹿角市・小坂町
鹿角の医療と福祉を考える市民町民の会

医師を求めるチラシ

「医師を求めるチラシ」設置箇所数（2017. 8. 1時点）

【道の駅】

北海道	25
青森	12
岩手	10
宮城	8
秋田	22
山形	5
福島	10
茨城	3
栃木	7
群馬	4
埼玉	4
千葉	7
新潟	8
富山	1
石川	2
福井	1
山梨	5
長野	11
岐阜	14
静岡	6
愛知	6
三重	5
滋賀	3
京都	5
大阪	1
兵庫	9
奈良	2
和歌山	10
鳥取	2
島根	6
岡山	5
広島	4
山口	2
徳島	4
香川	5
愛媛	5
高知	4
福岡	3
佐賀	3
長崎	2
熊本	2
大分	9
宮崎	3
鹿児島	3
沖縄	2
道の駅小計	270

【県内施設】

秋田市など	43
八甲田方面	9
大館方面	12
十和田湖方面	12
玉川方面	4
鹿角・花輪尾去沢	13
鹿角・毛馬内	5
鹿角・大湯	11
鹿角・八幡平	17
小坂町	10
県内施設小計	136
合計	406

丹波新聞・足立記者からの電話

兵庫県丹波市に「県立柏原《かいばら》病院の小児科を守る会」という有名な住民団体があった。その発足に大きな役割を果たした丹波新聞社・足立智和記者から西に電話が入ったときのこと。近所の「道の駅」で「市民町民の会」のチラシを見たゆえの電話だが、足立記者が最も関心を寄せたのは「2回目に見た時には1回目よりもチラシが増えていた」点。いかにも鋭い着眼力であるが、おかげで「繰り返しチラシを置く」ことの効果が立証できた。

なお、県立柏原病院は、2019年（令和1年）7月1日、柏原赤十字病院と統合し「兵庫県立丹波医療センター」となる。「県立柏原病院の小児科を守る会」は、同年6月以降、活動を休止している。

5　週2回の「精神科・応援診療の灯」を消さないで！

岩手医大による「週2回」の外来診療

常勤医師がまもなく不在となる2006年（平成18年）3月末、松谷院長は職員に「当面、患者さんが落ち着くまで、岩手医大から医師が来て週2回精神科の外来診療を行う。ただし、新患は診ない」と告げた。このとき病院は「2～3ヵ月」でこの方式を終了するイメージを抱いていたらしい。

地域の側からすれば、それでも「診療の機会」が皆無にならないのがせめてもの救いとなった。患者は続々と受診する。「施設」に入所している患者も少なくない。定期的に医師が記入しなければならない書類は山のようにある。遠方から来て、これらの激務をこなし、冬は凍結路面を運転して、夜遅く帰る医師。出張診療は、ある意味「常勤」よりハードである。そして、いつまで経っても、患者の数は減らなかった。

一方、岩手医科大学の精神科医局も本当に人手が足りなくなっていた。2007年度（平成19年度）末には、18人の医局員のうち6人が退職する。そのなかには、新婚にもかかわらず別居していた女性医師も含まれていた。大学は、学生を教育しながら附属病院で診療するほか、複数の病院に医師を派遣している。当時、逆に、他院から交替で医師を借り受け、附属病院の診療を何とか賄うような状態であった。鹿角のことが大好きな医局員も多かったが、事態は「好き嫌い」などというレベルではない。精神科の伊藤医局長（当時）は、苦渋の決断をせざるを得なかった。

２００８年（平成20年）１月25日、病院に、大学から「外来診療の休止」を申し入れる文書が届く。院長、市町長、県、そして「市民町民の会」も、それぞれ大学を訪ね継続を懇願するが事態は好転しない。鹿角組合総合病院に精神科が誕生した１９６１年（昭和36年）７月１日から48年。ついに岩手医科大学からの精神科医師派遣が途絶えることになった。

チラシを見た医師が「応援診療」に駆けつける

このとき「市民町民の会」は臨時幹事会を開催し、迅速に各方面に働きかけた。まず、患者の実態を市・町・県等に伝える。再来患者だけで約１０００人が週2回の診療を「最後の駆け込み寺」とし、大館・青森・岩手の精神科医療は飽和状態で、このままではその多くが「医療難民」になってしまう。加えて、岩手医科大学の内情も伝え、「大学以外のルート」を探すことを提言した。さらに、全住民にチラシを配布して事態を知らせ、「県知事への手紙」を送る運動なども提起した。２００８年（平成20年）３月６日、秋田県知事から西に届いた「返事」には、多くの住民から知事宛に手紙が届いていること、県内の医療機関に協力を呼びかけていることなどが記されていた。

交代で週2回の診療を支えてくれた応援の先生たち

遠藤仁先生（岩手医科大）	H18.4－H19.3
丸田真樹先生（岩手医科大）	H18.4－H19.3
金沢ひづる先生（岩手医科大）	H18.4－H20.3
及川友希先生（岩手医科大）	H18.4－H20.3
磯野寿育先生（岩手医科大）	H20.1－H20.3
豊田学先生（秋田東病院）	H20.4－H21.3
稲庭千弥子先生（今村病院）	H20.4－H21.3
知多美彦先生（大館東台病院）	H20.4－H22.3
鈴木康男先生（秋田緑ヶ丘病院）	H20.4－H22.3
今野直樹先生（今村病院）	H21.4－H22.3
平野敬之先生（大館市立病院）	H22.4－H23.3
華園壽英先生（個人）	H22.4－H24.3
豊田洋先生（秋田東病院）	H20.3－H30.3
利川嘉明先生（能代厚生医療セ）	H24.4－H27.12
野澤宏二先生（能代厚生医療セ）	H24.4－H30.3
山田篤先生（能代厚生医療セ）	H24.4－H30.3
斉藤英知先生（能代厚生医療セ）	H24.4－H30.3
石川勇仁先生（能代厚生医療セ）	H28.3－H30.3
太田智佳子先生（大館東台病院）	H28.3－H30.3
吉田雄樹先生（かづの厚生院長）	H28.4－H30.3
櫻井亜記子先生（花巻病院）	H28.6－H30.3

結果的に、秋田東病院、今村病院、秋田緑ヶ丘病院（以上秋田市）と、大館東台病院（大館市）が応じてくれたおかげで、以降も外来診療を継続することができた。その後、大館市立病院（大館市）、能代厚生医療センター（能代市）も手を差し伸べてくれた。

また、2010年（平成22年）の初め、青森の華園壽英医師が、「月刊保団連」（全国保険医団体連合会編、No.1015、2009年11月号）に掲載された鈴木の記事を読み、さらに鹿角・大湯温泉・観光案内所でチラシを見た、と、自ら月2回の応援診療を申し出てくれた。約束の2年間が終了した時、華園医師は、中村と鈴木を招いて「あきらめずに頑張れ」と大いに励ましてくれた。同じく、２０１６年（平成28年）には、花巻病院（岩手）に勤務する櫻井亜記子医師が、自らの意思で応援診療に駆けつける。さらに、この年、かづの厚生病院の新しい院長、吉田雄樹医師（脳神経外科）も精神科の診療を手伝い、この輪に加わった。

私たちは、岩手医大・各病院含め21人の医師たちの心意気を忘れることができない。なかには、その日、自分のクリニックを休診にし、過労と闘いながら鹿角に駆けつけてくれた医師もいる。精神科外来看護を担当する赤坂明美は、「市民町民の会」の主要メンバーでもあるが、週替わりの医師と患者との最適な組み合わせに心を砕き、緊急事態にも私事をなげうって対応した。こんな綱渡りのような体制ではあったが、多くの人たちの献身的な努力によって、週数回の外来診療が12年間続き、「応援診療の灯」は消えなかった。

2回目の署名

２００６年（平成18年）8月29日に署名を提出したとき、鹿角の住民に対して、県は「鹿角地域に精神科の常勤医師は必要」という見解を示した。しかし、地域の精神医療の根本的再建のメドはなかなか立たない。「時間がかかる」ことは覚悟していたが、それにしても、あの時から6年が経過した。

そこで、2012年（平成24年）の夏、「市民町民の会」は、あらためて「第2次署名運動」に取り組むことにした。呼びかけ団体として、鹿角市と小坂町の「老人クラブ連合会」、社会福祉法人「花輪ふくし会」「小坂ふくし会」、NPO法人「鹿角親交会」が加わり、前回同様、市と町が協力した。

年が明け、1月22日、「市民町民の会」7人が秋田県庁と秋田県厚生連本部を訪れ、それぞれに署名簿（6664筆）を手渡した。このとき、西らは「7年間と言えば、高校生が大学を経て医師免許を取得することができる年数です。私たちは、あと何年待てばよいのでしょうか」と訴えた。対応した県健康福祉部・市川部長は、「昨年11月、県は『医師不足偏在改善計画』を立てた。今月からパブリックコメントを募り『秋田県医療保健福祉計画』もつくるなど、県も努力している。精神科は『5大疾患』の1つとして重視しており、みなさんの要望に応えられるよう努力したい」「鹿角の精神科は、診察日を少しずつ増やしながら最終的には常勤という形が望ましいと思う」と応えた。ただし「具体的な年数までは答えられない」「鹿角以外にも県内どこでも困っている」と付け加えた。

また、厚生連を代表して署名を受け取った佐藤理事長は、「今、鹿角に応援に行ってもらっている医師の負担がとても大きいことを承知している。無理をお願いして何とか協力してもらっている」と胸の内を明かす一方で、「事情は十分にわかっているつもり。私たちがやれることは大学にお願いし続けること。逃げずにやりたい」と前向きな姿勢を示した。

6　そして、常勤医師が赴任、しかも2人も

何となく常勤医師が見つかりそうな予感

2015年（平成27年）10月12日から13日にかけて、鈴木と中村は、岩手沿岸の震災復興を直に見ることなどを目的にして「オジサン2人旅」に出た。スケジュールには、中村がかつてともに働いた医師と「盛岡でメシを食う」ことも含まれており、短時間ながら旧交を温めることができた。岩手医大の医師の多くが、いまだに鹿角に好感を持っている。懐かしいし、みんなに会いたい。そこで「同窓会」の話が持ち上がり、中村が奮起して、2016年（平成28

年）6月11日、鹿角を会場にこれが実現した。出席者は医師7人を含む40人。都合で出席できなかった医師から「次はいつ開催するのか」旨の問い合わせが今も絶えないらしい。

２０１６年（平成28年）4月、岩手や宮城に勤める複数の精神科医師から「鹿角の応援診療」に関する問い合わせが相次いだ。あとでわかったことだが、どうやらこれも「オジサン2人旅」あたりに「発生源」が潜んでいたようだ。岩手の医師の話は具体性が高く、中村が直接会いに行って本人の意思を確認。かづの厚生病院長に話を繋ぎ、即刻月2回応援診療に結びつけた。この年4月から新しく赴任した吉田雄樹院長は、脳外科の医師だが、精神科の外来を手伝うなど、積極的な姿勢で地域医療の充実化に意欲を燃やしている。「市民町民の会」との懇談にも快く応じるなど、住民の期待値も高い。このあたりから「市民町民の会」は手ごたえを感じ、医師の受入体制などに関する話し合いを始めていた。

２０１７年（平成29年）になると、さらに多くの医師から問い合わせが入るようになってきた。そして、ついに「病院や地域を見学させてほしい」という医師が何人か出現。病院も丁寧に対応し、そのなかから2人の医師が常勤として赴任することが決まった。

常勤医師赴任決まる！　そのとき「市民町民の会」は……

精神科・常勤医師の赴任が決まったとき、「市民町民の会」は、思いのほか冷静に事態を受け止め、以下6項目の「やるべきこと」を確認し、すぐ実行に移した。

①今までお世話になった方々との関係を断ち切らないよう、礼を尽くす
②住民すべてに常勤医師赴任を伝え、協力に感謝するチラシやポスターを作成・配布する
③院長と懇談して、病院の受入体制や考え方などを確認する
④赴任する医師2人と懇談する機会を何回か持ち、心を通わせる
⑤「地域で医療を支える」施策の具体化に向けて話し合いの場を持つ
⑥今までの活動を整理して、記録を残し、今後に生かす（その1つが本書）

医師と住民が「鹿角の精神医療を考えるつどい」

常勤医師が赴任した2018年（平成30年）4月以降、かづの厚生病院の精神科外来では、平日は「毎日」診療が行われている。診察ブースが1つしかないこともあって、2人の医師が交代で午前・午後を担当。12年間診ることができなかった「新患の診察」も再開し、「精神科

デイケア」も復活した。一方「精神科病棟」については、「市民町民の会」としても、ここ数年「必要性も含めて深い論議が必要」というスタンスをとっており、「再開」は強調していない。

「市民町民の会」は、この間、院長・事務長らから直接「病院の方針」を聞くとともに、当該の医師とも何回か話し合いの場を持った。その上で、2018年（平成30年）7月21日「これからの鹿角の精神医療を考えるつどい」を開催。「つどい」の最大の目的は、常勤医師赴任をひとつの節目にして、住民・医師・病院・施設・社協・行政らが一堂に会し、「鹿角の精神医療のあり方」について思いを述べ、意見を交換すること。実際、当日は、それぞれの立場から7人が現状等を報告し、これをもとに、参加者全員で「フラットな懇談会」が行われた。

精神科の常勤医師が不在となった「空白の12年間」は、鹿角地域に予想以上の大きな「キズ」を残していた。施設などでは、金曜日になるたびに「この土日を無事過ごせるか」という不安に襲われていたとのこと。施設の担当者や家族などが「精神疾患に関する知識」を身につけたくても、日常的にその機会があるわけではない。これらの反動で、赴任した常勤医師に過度に期待するような意見も目立った。「つどい」には、「空白の12年間」を少しずつ埋める役割もあるようだ。

「市民町民の会」は、将来的に、できれば「地域の医療のことは、住民・医師・行政などが話し合って決めるスタイル」が確立されれば良いと考えている。

ついに今日のような日を迎えた

中村は「泣き虫」である。身体は大きいが、ちょっと感激すると、すぐ泣いてしまう。「これからの鹿角の精神医療を考えるつどい」の閉会あいさつでも、みんながあらかじめ想定した通り「グズグズ……」。言葉が詰まってしまった。

西もまた、昔のことを思い出していた。西は、「市民町民の会」の会長という役に関して、実は断りたかった。グループホームがそれなりに軌道に乗り、これから「働く場や居場所をつくる」という課題に直面していた折、「できることなら行政との悶着《もんちゃく》は避けたい」という心理が働いたゆえである。しかし、その後、何とか一つひとつ目標を遂げることが出来、2010年（平成22年）10月15日にはグループホーム「10周年感謝会」も開催した。

2人をはじめ、そこにいたすべての人が、「ついに今日のような日を迎えた」という感激と、「今日のような日を迎えたことがちょっと信じられない」という不思議な感覚のなかにいた。

転院した患者との辛い再会

鹿角が「精神科の無医地区」になった時、当然のことながら、入院患者は他の病院に移って行った。最後まで残った患者は26人。うち19人は県外の病院に転院した。2006年（平成18年）6月10日、中村ら元精神科職員7人が、彼らの様子を見に、岩手（県立二戸病院）、青森（黒石・あけぼの病院、弘前・藤代健生病院）を訪ねた。自分たちが転院した詳しい事情をなかなか理解できずにいた患者らは、「医師が見つかって、すぐに帰れる」とか「病院が新築されれば鹿角に戻れる」など、根拠のない期待を中村らにぶつけた。中村は、「閉会のあいさつ」のなかで、この「辛い思い出」に触れ、自ら涙腺を刺激してしまった。

「地域で医療を支える」とは何か

医師を探すうえで、「市民町民の会」は、ずっと「地域で医療を支える」と言ってきた。それが地域としてのアピールポイントであり、呼びかける医師に対する「地域の約束」だと考えている。具体的には、当初、下記のような6項目の目標を掲げ、このうち、12年間で約半分を実現することができた。

①救急医療の「鹿角ルール」をつくること（成人向け24時間電話相談窓口の設置など）
②医療の知識や知恵を住民が共有すること（地域づくり集会など）
③制度の狭間の問題にも対応できるようにすること（こころの健康センターなど）
④弱者とともに生きる地域をつくること（こころの健康ネットワークなど）
⑤住民の生活を支える公共交通をつくること（コンビニクルなど）
⑥ともに地域福祉を育てる医師を探すこと（5者連名のチラシなど）

医師を求めることが入口になったことは間違いないが、結果的に、それは地域を自分たちの手でつくることにほかならなかった。「お医者さんも来たい」と思うような地域は、住民にとっても「安心して暮らせる地域」だからである。このあたりのことについては、第2章以降で触れたいと思う。

第2章

「医療」を入口に「地域」に目が向く

7　地元の自治体とともに……

秋田県は自殺率全国1位

鹿角市は「自殺対策」に悩んでいる。秋田県も、長年、自殺率「全国1位」をほぼ他県に譲らない。ちなみに、この間、2位は青森・岩手・新潟・宮崎が競い合った。2000年（平成12年）以降17年間の平均は、全国の自殺率（人口10万人あたりの自殺者数）22・6に対し、秋田県は34・8。しかし、鹿角市は43・7と、なお上回る。汚名返上に躍起な秋田県の視線は、おのずと鹿角に向く。市担当課や保健師らへのプレッシャーも、かなり厳しいものがあるはずだ。

精神科の医師の有無がどれほど「自殺」に影響するものか、それはわからない。精神疾患のなかには「自ら命を絶つ」症状があることは確かだが、「精神科の医師探し」を「自殺」と直接結びつけるかどうかには、「市民町民の会」のなかでも論議を避けてきた部分がある。しかし、当時の市保健師たちは、心の中で、地域に誕生した「精神科の医師を求める住民集団」に対して、おそらく「自殺予防」も期待したのではないかと思う。「市民町民の会」としても

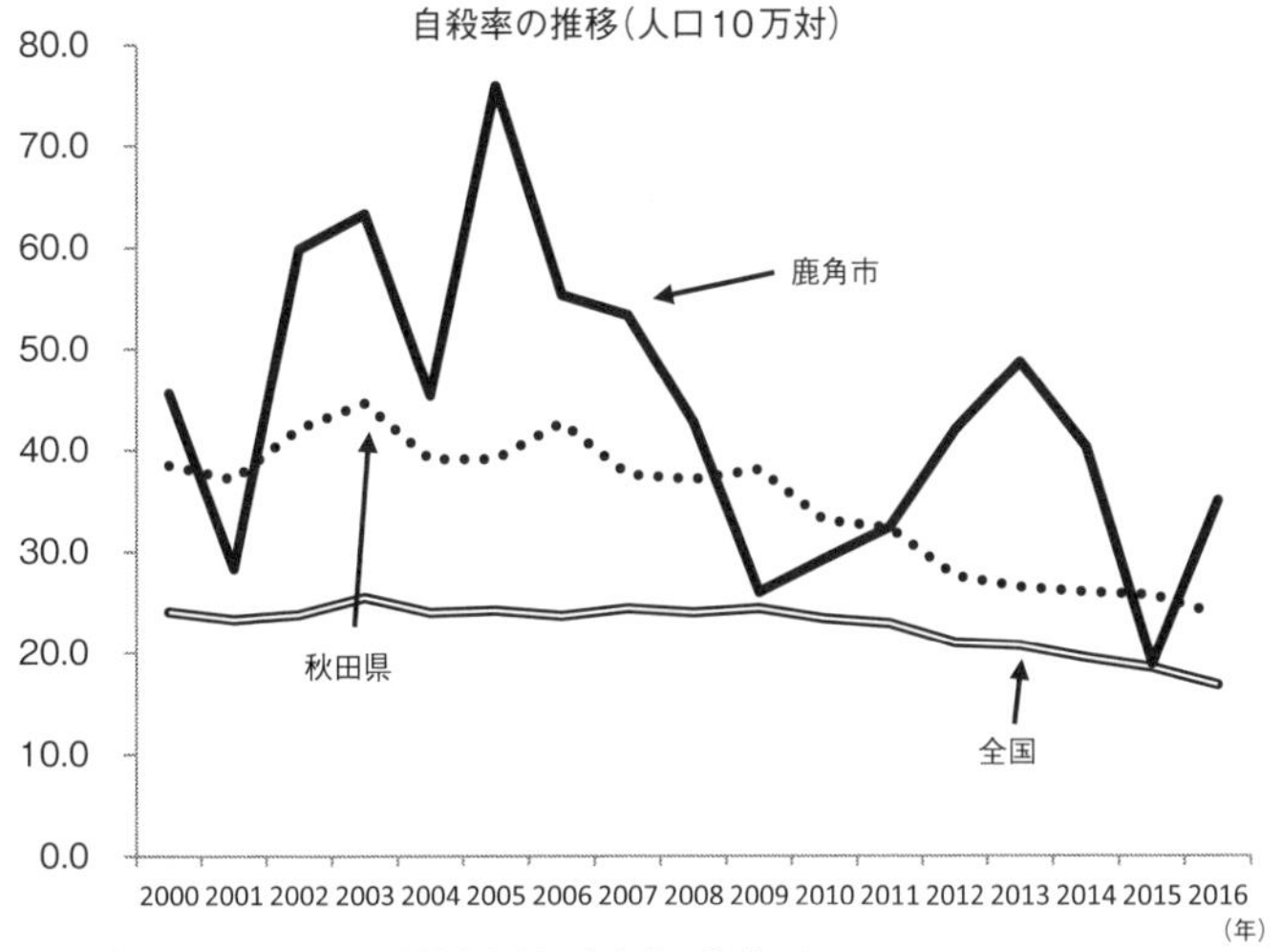

厚生労働省資料，秋田県衛生統計年鑑，鹿角市の統計より

「あえて敵をつくらない作戦」のもと、地元の保健師とは「ともに出来る行動」を模索していた。

地元保健師と力を合わせて「自殺予防を考えるシンポジウム＆コンサート」

ちょうどその頃、秋田市出身・藤本佳史《よしふみ》医師のオリジナル曲「無音のノイズ」が「エフエム秋田」から流れていた。19歳の冬、母親を自殺で亡くした藤本氏は、精神科医になると決め、群馬大医学部に再入学。２００７年（平成19年）医師国家試験に合格したあと、埼玉の病院で研修医として働いていた。当初は辛さを吐き出すために作り始めた曲が、「あしなが育英会」や自殺予防などの活動に参加するうちに「応援

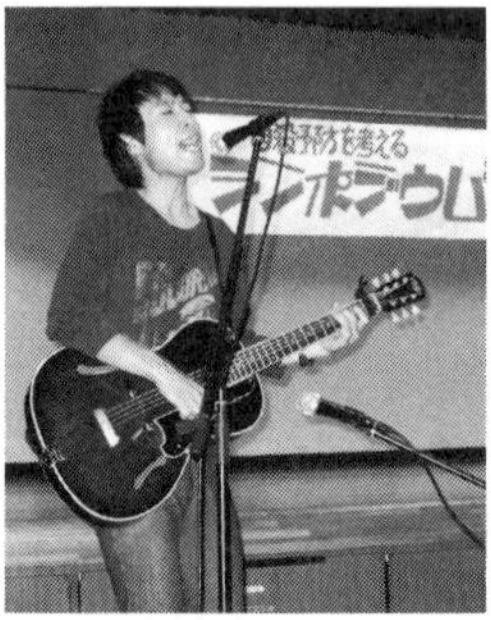

歌う藤本佳史医師

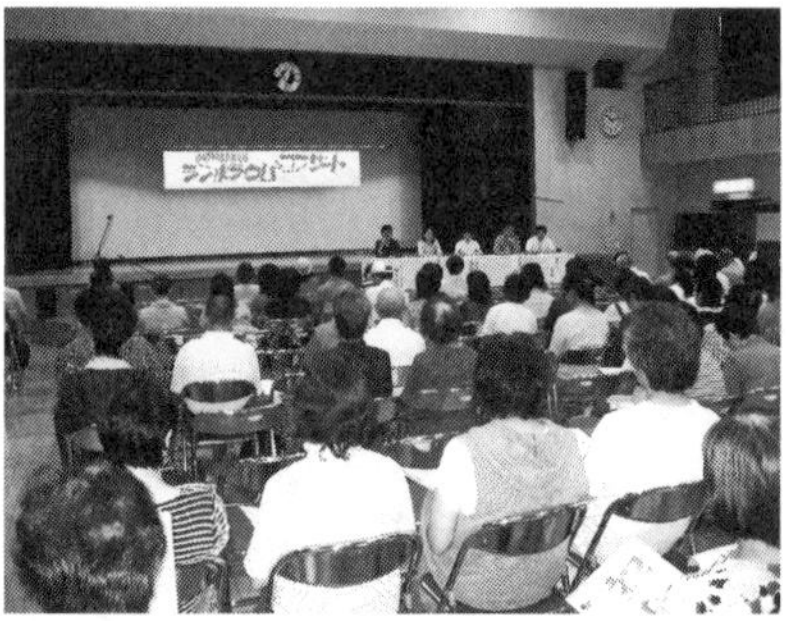

自殺予防を考えるシンポジウム＆コンサート（2008.7.27）

歌」に変化していったという。秋田県の自殺予防NPO法人「蜘蛛の糸」の紹介で、「市民町民の会」事務局長の湯瀬が藤本医師と連絡を取り合うようになっていた。

藤本医師を鹿角に招き「自殺予防を考えるシンポジウム＆コンサート」を開催する旨、「市民町民の会」から市保健師らに提案してみたところ、アッと言う間に話がまとまった。準備に向けた保健師らとの共同作業は、お互いにどこか新鮮で、合間に「どうして保健師になったのか」なども教えてもらった。仕事で顔を見ることはあっても、普段は「業務の域」を超えることはない。でも今は、それぞれ様々な人生を歩んできた複数の人間が、同じ目的のために力を合わせている。

タイトル字幕は西が描いた。鹿角に来たばかりの頃、孤独な西に義母が「書」を勧めた。これが意外とハマり、のちに師を求めて秋田市まで通い、やがて鹿角で書道教室を開く程になる。教え子が医師になり、住民から密かな期待が寄せられていることも、西にとってはちょっと嬉しい。

2008年（平成20年）7月27日、約160人が花輪市民センターのホールを埋めた。藤本医師もシンポジストとして自らの経験を語り、「第2部」で3曲を熱唱。「遺族」という先入観を除き、その歌声や発言は参加者の胸に深く響いた。

のちに、青森県「西北五《せいほくご》地域医療を守る住民の会」の金川《かながわ》佳弘氏が、鹿角「市民町民の会」について、「コンサートなどユニークな住民運動を展開している団体」と評したが、この1回限りのイベントがよほど印象深かったのであろう。

埼玉がつなぐ縁

湯瀬は、1992年（平成4年）から5年間、時代は違うが、藤本医師と同じ埼玉の病院で働いていたことがある。当時、診療放射線技師は「金の卵」と呼ばれていて、北海道あたりでは「1000万円で引き抜かれた」などのウワサ話も流れていた。高校最後の年、進路を定めきれずにいた湯瀬に、働きながら資格をとる「放射線学生」の話が舞い込んだ。「放射線科は暗くてオタク」的なイメージを抱いていたが、受験してみたら合格し、昼は埼玉勤務、夜は池袋通学の生活が始まる。「悪友」にも恵まれ、これが意外と楽しかった。鹿角から藤本医師に会いに行く場合も、埼玉方面なら足取りが軽い。

イベントのたびに「共催・後援・協賛・協力」団体が増える

「自殺予防を考えるシンポジウム&コンサート」は、市の保健師らと共同で企画したイベントである。鹿角市と小坂町は、この時、ちょっと悩んだ末、最終的には「共催」という立場におさまった。学校を通じて学生に参加を呼びかける関係上、県・市・町の教育委員会にも「後援」してもらった。

県知事宛の署名のとき、市と町は「協力」団体であった。精神科の医師を求めるチラシは、県や病院を含めて「5者連名」で発行。「市民町民の会」は、活動を重ねるなかで「多くの団体と力を合わせる」ことの大切さを学んでいく。2012年（平成24年）の2回目の署名では、老人クラブや福祉団体がともに名を連ねた。2014年（平成26年）「こころの健康学習会」で市と町は「後援」、社会福祉協議会も「協賛」として加わる。2015年（平成27年）から「安心して暮らせる地域づくり集会」が始まるが、医師会・歯科医師会・薬剤師会も快く力を貸してくれた。

2018年（平成30年）になると、産婦人科常勤医師の撤退に伴い、新たな住民団体「鹿角

主なイベント等の主催・共催・後援・協力・協賛団体

	第1回市民町民集会 2006/3	第1回県知事宛署名 2006	第2回市民町民集会 2007/5	自殺予防シンポ＆コンサート 2008/7	精神科の医師を求めるチラシ 2008~	医療を語る会 2012/5	第2回県知事宛署名 2012	こころの健康学習会 2014/6	第1回地域づくり集会 2015/7	第2回地域づくり集会 2016/7	産婦人科の医師を求めるチラシ 2018~
市民町民の会	主催	主催	主催	主催	主催	主催	主催	主催	主催	主催	主催
鹿角の産婦人科を守る会											主催
鹿角市		協力		共催	主催		協力	後援	後援	後援	主催
小坂町		協力		共催	主催		協力	後援	後援	後援	主催
秋田県				後援	主催						主催
秋田県教育委員会				後援							
かづの厚生病院 ※				後援	主催					協賛	主催
鹿角市教育委員会				後援				協賛	協賛	協賛	
小坂町教育委員会				後援				協賛	協賛	協賛	
鹿角市社会福祉協議会								協賛	協賛	協賛	
小坂町社会福祉協議会								協賛	協賛	協賛	
鹿角市老人クラブ連合会							主催	協賛	協賛	協賛	
小坂町老人クラブ連合会							主催	協賛	協賛	協賛	
花輪ふくし会							主催	協賛	協賛	協賛	
小坂ふくし会							主催	協賛	協賛	協賛	
鹿角親交会							主催	協賛	協賛	協賛	
鹿角市鹿角郡医師会										協賛	
鹿角市鹿角郡歯科医師会										協賛	
秋田県薬剤師会鹿角支部										協賛	

※2010年4月以前は「鹿角組合総合病院」

の産婦人科を守る会」が誕生。関連するイベント等は「市民町民の会」との「共催」になった。今のところ「地域団体結集」の最高峰は、2018年(平成30年)3月4日「お産ができる鹿角を望む住民集会」で、主催・後援・協賛合わせて、53団体に膨れ上がった。

「市民町民の会」は、後援・協賛等を得たいとき、文書を携えて直接お願いに出向く。返事をもらうときも出来るだけ足を運ぶ。14年間も運動していれば、相手も慣れてきて、電話で済む場合も少なくない。行政ルートに乗せて文書を届けたこともある。しかし、それでは、どこかが物足りない。鈴木や中村らは、「やっぱり各団体の人たちと顔を見合わせて、世間話をするから良い」とか「手を抜けばダメ。心を通わせるところに意味がある」などと、同じ小理屈を何回も口にしながら、それを励みに地域を回っている。

行政職員の苦悩の一端を住民が感じとった「こころの健康学習会」

「市民町民の会」は、「精神科の常勤医師を探す」一方で、「地域で医療を支える体制づくり」にも力を入れ、その拠点として「こころの健康センター(仮称)」のようなものが出来ないかと模索している。

モデルの1つが、2013年(平成25年)「心の健康相談センター」を設立した高知県

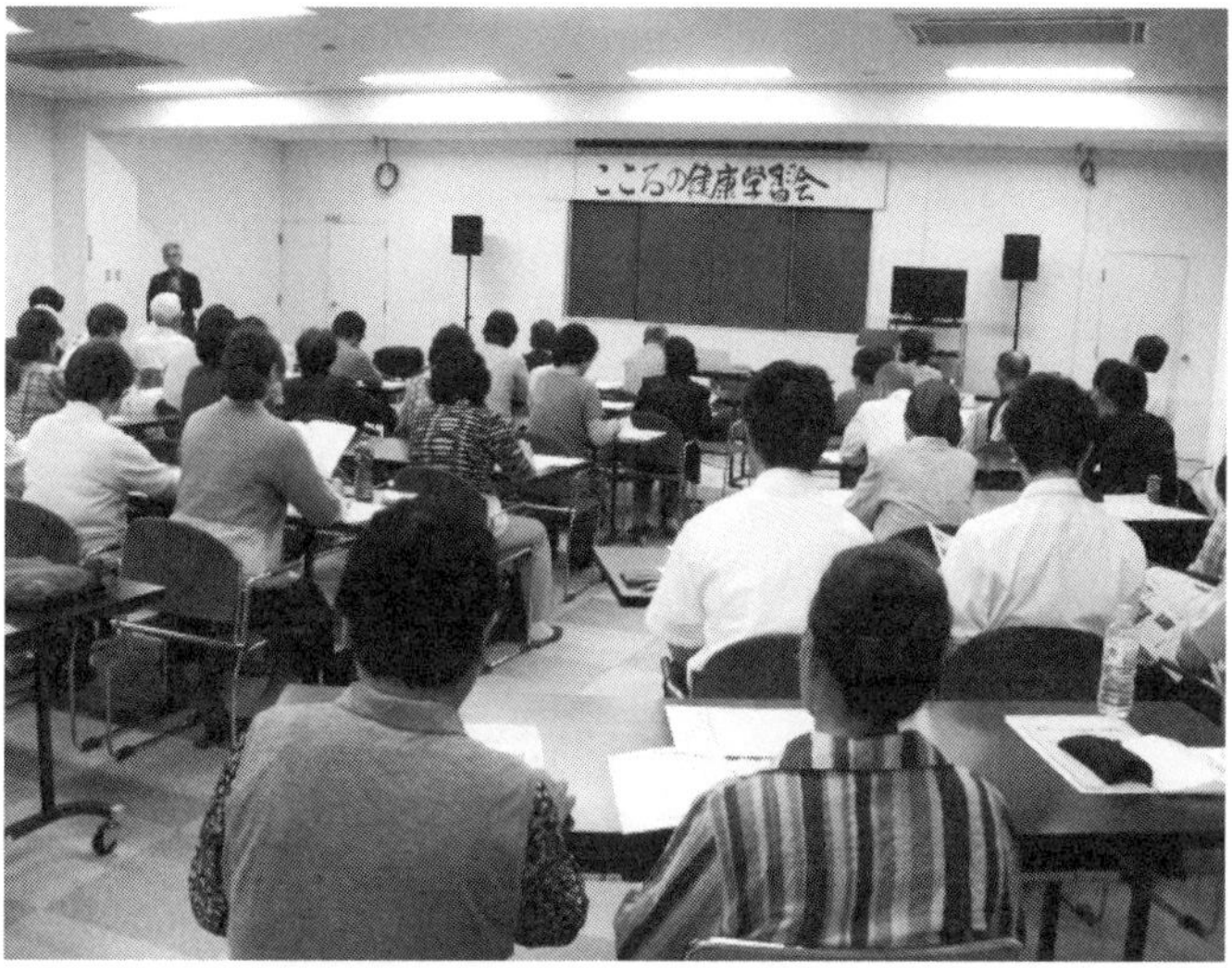

鹿角こころの健康学習会（2014. 6. 23）

四万十市。そこで、同センター設立に携わった元四万十市職員の宮本昌博氏と、それを応援した埼玉県・公益社団法人「やどかりの里」の増田一世氏を講師にお招きし、２０１４年（平成26年）6月23日、「鹿角こころの健康学習会」を開催。当日は、住民ら74人が参加した。

学習会で、2人の講師は3点を強調した。

1点目は、「こころの健康」に関して、困ったときに住民が何でも相談できる場所（運動の拠点）の必要性。今は、認知症・うつ・引きこもり・自殺予防・不登校・メンタルヘルスなど、それぞれ対応する機関が縦割りになっていて、どこに相談したらよいかわからないのが一般的。また、精神科の診察を受けたくても、いきなり行って診てくれる医療機関はなかなかない。

2点目は、「医師を確保してから物事をスタートさせる」という考え方では見通しが立たない、という点。市民病院の医師不足に悩む四万十市「心の健康相談センター」では、臨床心理士・精神保健福祉士といった、医師以外の専門職が力を発揮している。

3点目は、住民と行政が力を合わせ、「生きづらさをもった人たち」とともに「地域社会＝人と人とのつながり」をつくることの重要性。四万十市では、市が音頭をとって「実行委員会」などの形で住民が参加する場をつくった。2人の講師は、鹿角の場合、住民がすでに動いているところに「大きな可能性を感じる」と述べた。

学習会が終わってから、鹿角市と小坂町の職員がまるで「ファンクラブ」のように講師を取り囲み、その輪がなかなか解けない。横を通りがかった一人の住民が「市の職員もっと頑張れ」という旨の声を掛けると、すかさず宮本氏が「それがいけない！」とクギを刺す。住民が「行政職員にお任せ」では地域は良くならない。「自助」という名目で住民に責任転嫁するのもおかしい。「一緒にやろうよ」ということではないか。行政職員の苦悩を住民がちょっとだけ感じとる場ともなった。

住民から花束を受け取った医局長の目に涙

2015年（平成27年）2月24日、かづの厚生病院講堂において、「岩手医科大学市民公開講座」が行われた。同大学・精神科の星克仁医局長が講師として招かれ、「地域で取り組む心の健康づくり」と題して講演した。

「市民公開講座」は、2010年度（平成22年度）から、秋田県および鹿角市が岩手医科大学に設置した「地域医療推進学講座（寄付講座）」の取り組みの一環として行われている。これまで循環器科・泌尿器科・脳外科の公開講座を行い、「住民が医療について学ぶ場」としての役割を果たしてきたと言える。「市民町民の会」は、当初からこの講座を応援するとともに、精神科もテーマに加えるよう県や市に4年間働きかけ、ようやくこの日を迎えた。それだけに同会としても力が入る。事前に地域内に情報を流し、住民が住民を誘い合えるよう、独自のチラシも用意した。当日は席を追加するほどの盛況ぶりで、参加者数210人は過去の市民公開講座のなかでも群を抜いていた。

講演で、星医局長は、「人前で話すのは苦手」と照れながら、すぐに参加者の心をつかむ。特に、岩手県久慈市での自身の経験談は、説得力に満ちていた。岩手は秋田に劣らず「自殺」

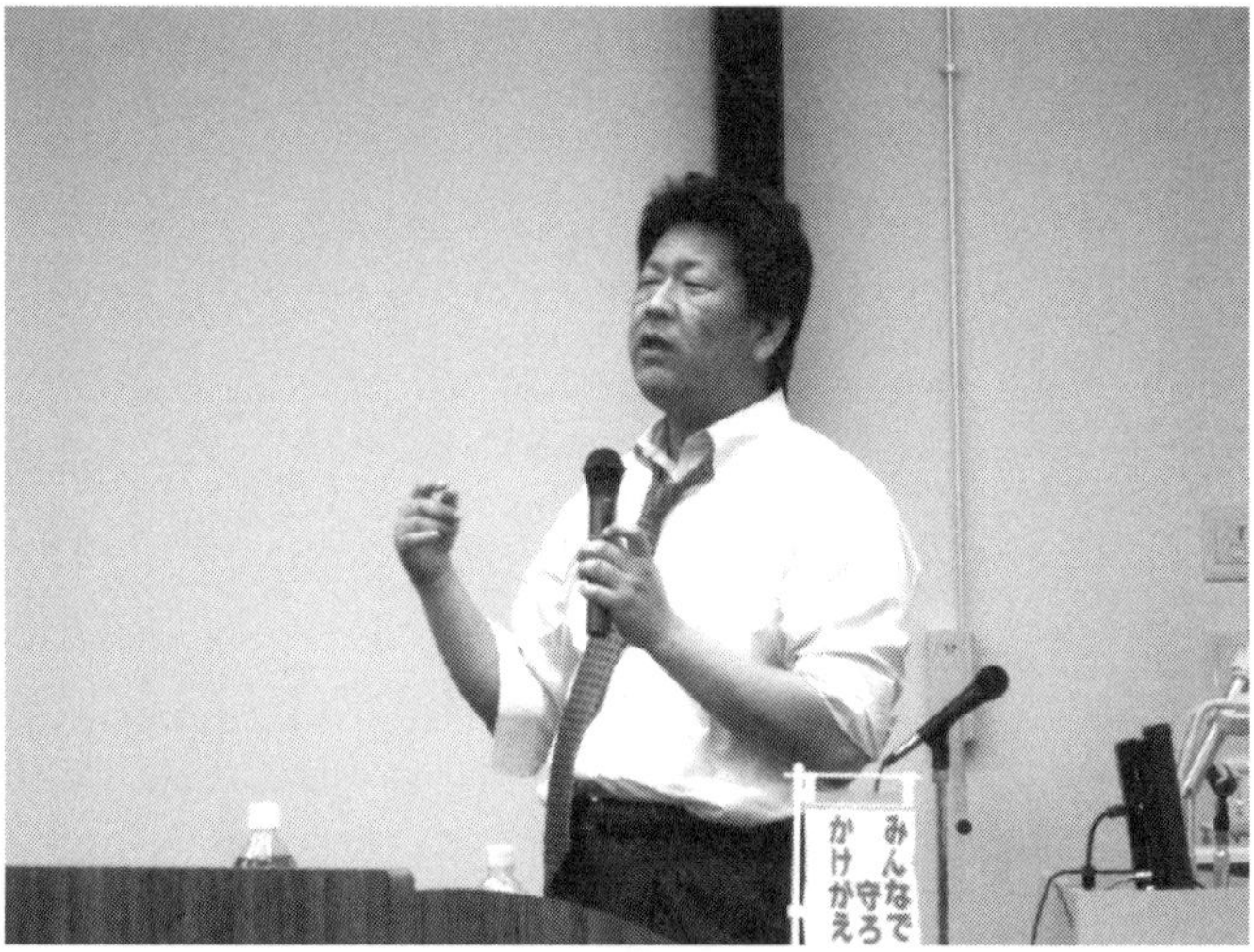

岩手医科大学市民公開講座で講演する星克仁氏（2015. 2. 24）

が多いところ。久慈の自殺を減らすミッションを携え、かつて同地に赴任した星医局長は、「精神科の医師だけで解決するのは無理」と感じ、地域のなかに「心の健康に少しだけ詳しい人」をつくることに傾注した。第1段階は、病院の職員。医師も含めて「院内勉強会」を何回も開催し、大勢の「心のケアナース」などを養成。第2段階は、保健師など、地域の医療実務者が対象。市内27団体による「久慈地域自殺予報対策推進ネットワーク」を結成し、各団体の実務者を「メンタルヘルスサポートネットワーク連絡会」という形で繋ぐ。第3段階の対象は住民。公民館単位に「北リアス健康塾」を開催。さらに年6回コースで「傾聴ボランティア」を養成するとともに、卒業生をチーム「こころ」

に結集して自主活動を推進した。

鹿角との浅からぬ因縁を胸に、おそらく多少の不安も持ちながら、しかし満場の住民を前に「医師としての生きざま」を語った星医局長。講演後、鳴りやまぬ拍手のなか、「市民町民の会」が花束を手渡したときには、心なし目が潤んでいたように見えた。駐車場まで「追っかけ」のような住民が数人付いてくる。なかに一人、あまり見かけない男性が「先生、お医者さん頼むよ」と声を掛け、われわれの方がむしろ驚いたが、星医局長は微笑んでその人と握手をしていた。

住民が医療について相談できる「テレフォン病院24」

「コンビニ受診」という言葉がよく使われる。24時間受け入れている救急医療を、「深夜の買物」のように気楽に利用することなのだと思う。日本の病院の多くは、日中働いているスタッフが交代で「夜間の救急業務」にあたっており、長時間労働の温床になっている場合も少なくない。特に医師の場合、日勤・夜間救急・日勤と、2日間寝ないこともある。一刻を争う患者なら必死で助けるが、「昼は待ち時間が長いから夜に来院」とか「軽症だけどとりあえず受診」に対しては、医師が腹を立てたくなる気持ちもわからないではない。「医師不足」が表面化してから、病院によっては、救急室の前に「コンビニ受診ストップ」のようなポスターを貼ってあるところもある。

しかし、怖いのは、本当は受診すべきなのに、病院の事情を考慮するあまり「手遅れ」になってしまうケースである。「コンビニ受診」を抑制するなら、その一方で、急傷病の対処法や受診のタイミングなどを教えてもらえる仕組みが必要だ。その方法として、「市民町民の会」は「♯８０００（子ども医療電話相談）」に目をつけた。救急車の「たらい回し」などに対応した厚生労働省の事業で、２０１０年度（平成22年度）には全都道府県に普及。同省医政局地域医療計画課の資料によれば、２００４年度（平成16年度）は相談3万４１６２件（13都府県）だったのが、２０１６年度（平成28年度）には86万４６０８件にまで増えた。

ただし、秋田県の場合、22時30分までしか対応しておらず、対象は子どもに限られている。これを「24時間、成人対応」に拡大することを求めて、２０１２年（平成24年）、「市民町民の会」は、県内の「湖東病院を守る住民の会」と連携して、各地元自治体に請願書を提出した。湖東病院管内の八郎潟町・五城目町・井川町・大潟村、および「市民町民の会」が請願した小坂町は採択したが、鹿角市議会だけは「不採択」になってしまった。秋田県の場合、相談の電話は県内すべて秋田市内で受けているが、議員らは、誤解して「鹿角で誰かが電話で対応す

「テレフォン病院24」月別相談件数（鹿角市ホームページより）

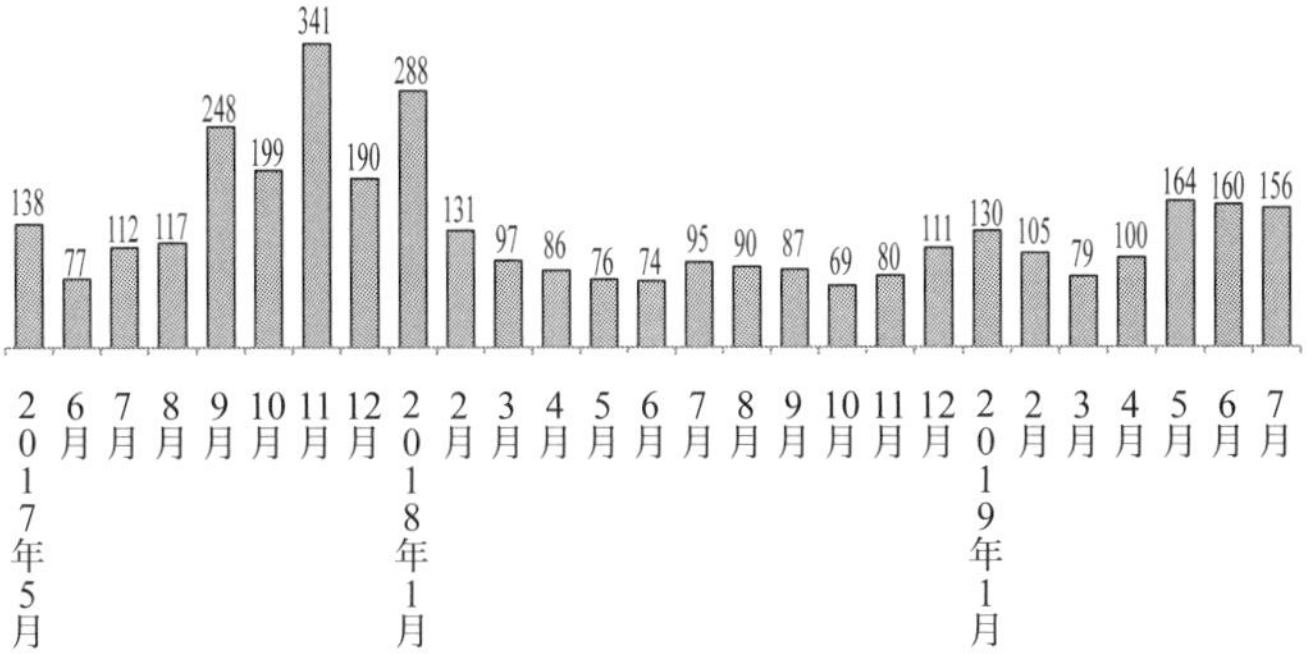

るのは無理」と考えたらしい。「＃８０００」のポスターが鹿角庁舎に貼ってあるにもかかわらず、議会関係者から「＃８０００って何ですか？」と問合せも来た。翌年も再度請願してみたが、結果は同じだった。「市民町民の会」は、「やはり議員の理解度はそんなものか」と冷ややかだったが、湯瀬だけはあきらめなかった。「医療のことで困ったときに住民が相談する仕組み」は何が何でも必要だと考えていた。だから、根気よく全国の実施地域、方法、業者、経費、効果などを細かく調べ、何回かに分けて市の担当者に情報を提供した。

　時を経て、２０１７年（平成29年）が明けてすぐ、鹿角市・小坂町両議会が医療電話相談「テレフォン病院24」の予算を可決する。専門業者に委託し、鹿角地域独自の「相談体制」が確立した。湯瀬の粘り勝ちである。

半ば予想していたことだが、相談内容は、精神科（心療内科・神経内科）、小児科、内科に集中した。そして、常勤医師が赴任した2018年（平成30年）4月以降、精神科関連の相談はピタリとおさまった。

頑固者の地元愛

湯瀬が生まれた鹿角市大湯は「温泉の町」である。当時は自宅に風呂が無いのが普通で、4つの共同浴場いずれかに通う。湯瀬は、子どもの頃から「荒瀬の湯」で住民コミュニケーションに揉まれ、礼儀も教わり、時に1時間100円で番台も手伝った。小学校3年生から高校卒業まで続けた牛乳配達で「地元愛」が確固たるものになった。学校の先生が、退職後、「毎朝アルバイトに汗を流す湯瀬の姿」を俳句に詠み、どこかですごい（?）賞をもらったらしい。

湯瀬は、ある意味「頑固」である。納得できないことには従わない。小学校2年生の時、担任とそりが合わず、時々廊下で授業を受けた。今回も、その「良さ」が生きた。

8　岩手医大へのお土産は、いつも鹿角のスウィートポテト

異文化の混じり合いが「鹿角らしさ」を育んだ

「かづの」という地名の由来には諸説あるらしいが、「市民町民の会」がかかわった県外の人には、地域を潤す「米代川《よねしろがわ》」の蛇行が上から「鹿の角」のように見えたから、と説明するようにしている。鹿角は、十和田・八幡平国立公園の豊かな自然が、うまい空気、水、食べものを惜しみなく供与している。「ストーンサークル（環状列石）」など縄文遺跡が先祖の息づかいを今に伝え、アイヌ語源の地名が多いことも興味深い。金・銀・銅など日本有数の「鉱山」を抱えたことで中央資本から目をつけられ、歴史的には「盛と衰」を味わった。でも、住民はたくましく、果樹・畜産・養蜂・観光・福祉・リサイクル・再生可能エネルギーなどに再び活路を見出そうとしている。近頃ユネスコ無形文化遺産にも登録された「花輪ばやし」や「大日堂舞楽」など、国の重要無形文化財3点を含め、民俗行事を驚くほど多く残し、なお後世に繋いでいる。

県境であるがゆえに苦労もしてきたが、異文化の混じり合いが特有の「鹿角らしさ」を形作ったものと思われる。

「市民町民の会」が年に1回、岩手医科大学・精神科医局を訪ねる

鹿角の「医療」も、県をまたぎ、岩手との関係を切っても切り離すことはできない。「市民町民の会」は、歴史的に築いてきたこの関係を大事にすべきだと考えていた。加えて、医師のことは医師が最もよく知っている。たとえこの先「フリーの医師」が赴任しても、大学の協力は不可欠である。「医師を求める住民団体」であるからこそ、特に岩手医大・精神科医局とは何としても心を通わせたい。

鹿角組合総合病院で精神科病棟に勤務し、ずっと岩手医大・精神科の医師たちとともに仕事をしてきた看護師の中村の人脈を最大限に使って、「市民町民の会」は、ほぼ年1回、大学を訪問するようになった。病院にありがちな「大学詣で」でもなく、行政のような「医師派遣のお願い」でもない。鹿角の美味い「スウィートポテト」を手土産にぶら下げ、住民が「友だち感覚」で大学医局を訪ね、世間話をしてくる。この「気軽さ」が受けたのか、医局も快く受け入れてくれる。研究室を英語でLaboratoryというが、医局のなかにいて受付のような仕事をし

ている女性を、中村たちは親しみを込めて「ラボさん」と呼んでいる。勘違いかもしれないが、「ラボさん」がわれわれの訪問（あるいはスウィートポテト）を一番待っていてくれるように思える。

岩手医大の精神科医局は、「市民町民の会」のことを高く評価してくれた。「住民が地域で自発的に動くこと」の意義を各地で体感しているという。医師らは、県内外の地域や病院の様子を教えてくれる。鹿角の近況に関する質問も少なくない。大学の医師たちが鹿角から引き揚げた時、いかに辛かったか。その真意も感情も苦悩も伝わってくる。それを鹿角の「住民」が受け止め、「医師も地域も助かる解決策」を求めて活動し、大学にも訪ねてくる。きっと、医師たちにとって、私たちの訪問は新鮮だったに違いない。

「市民町民の会」は、一度だけ、鹿角市・小坂町に大学への同行を誘ったことがある。2011年（平成23年）5月25日、精神科・酒井明夫教授との懇談の機会を得た。教授は「鹿角からの医師引き上げ」について何回も謝意を示し、こちらがむしろ恐縮してしまう。ここ数年の大学をめぐる状況について真摯に語り、われわれの言葉にも耳を傾けてくれた。のちに副学長となる酒井教授の対応は、どこまでも穏やかなものだった。

視野を広げた全国の医師との出会い

岩手医大のほかにも、「市民町民の会」は積極的に医師との懇談を重ねた。たとえば、2006年（平成18年）9月3日、長野県厚生連・佐久総合病院・精神科、伊澤敏医師（当時診療部長、その後、統括院長）にも会いに行っている。伊澤医師は、持ち前の優しさで私たちを大歓迎し、その後の住民運動に役立つ数々の助言を惜しまなかった。また、2007年（平成19年）2月、三重県厚生連・鈴鹿厚生病院・西浦眞琴院長から、直筆で丁寧なお手紙を頂戴した。総合病院での精神科医師の立場や精神科医療のあり方なども教えていただき、その人柄に感動した。

精神科の医師に関する情報に聞き耳を立て、アドバイスをいただけそうな人に手紙を書き、可能であれば出向いて直接お話を聞く「医師を探す100通の手紙運動」が始まったのは2007年6月。数名の「送り先」を紹介してくれた蟻塚亮二医師（当時は沖縄）らの手厚い協力もあって、「何らかのつながりが出来た医師リスト」には、26人が名を連ねた。

医学生からも数多く声を掛けてもらった。2007年7月23日、金沢大学医学部3年の女子学生が大館を訪れていた際、たまたま「医師を求めるチラシ」を見て、すぐメールをくれた。

鹿角から数人が駆けつけ、限られた時間ながら熱談。石川県出身で「うつ病と自殺」の研究をしていた彼女は、おそらく良い精神科医になったと思う。

貴重な体験もある、2007年12月4日、鈴木と中村は大阪に向かった。前月、1人の医師から「週1回なら鹿角に行けるかもしれない。医師仲間も紹介する」旨の電話が入ったからである。会ってみると、大阪出身、大阪医大など複数の大学を卒業した49歳の独身男性であった。精神科指定医の立場で7つの医療機関と契約するフリーの医師。資格マニアで、内科認定医など医療関係のほか、宅建・社労士・税理士・自動車関係・趣味など、膨大な資格を持っていた。秋田に来たのも「なまはげ伝道師」資格取得のため。そのとき、空港で「医師探しのチラシ」を見たという。鹿角で住民団体が医師を探していることや、大阪まで出向いてきたことに、「それだけ事態が深刻な証拠」と驚いていた。週刊東洋経済を片手に、鹿角の実情や住民運動を「今日の日本の医療の象徴」と表現。新しいタイプの、しかし、きちんとした考えを持った、頭の良い医師であった。

地元新聞社と共同企画「お医者さんへの感謝の手紙」

特に地方では、医師は「神様」のように思われている。「昔は死亡診断書を書いてもらう時だけ医師を頼んだ」などという逸話も実際に聞いた。イメージとして、年配の医師はたいてい威張っており、「成功者の象徴」として地域の名士扱いを受ける。しかし、今、そのような虚像観が、地域にとっても医師にとってもマイナスになっている。患者と医師とのコミュニケーション不足を感じる場面も少なくない。

簡単にはいかないことと承知しつつ、医師と住民とが、同じ人間として対等に話をし、信頼関係を高める必要がある。そのためには、住民が、へつらわず、普通に感謝の意を伝えるのが近道だ。2013年（平成25年）8月、「市民町民の会」と地元新聞社「米代新報《よねしろ》」とのコラボレーションで、「お医者さんありがとう企画」を立ち上げた。同紙が地域住民に投稿を呼びかけたところ、2通の応募があり、うち1人が10月17日の紙面を飾った。

原稿は、短い文章のなかに、夫婦の愛情、幸せとは何か、医療の役割、ありがとうの思いなどが詰まる秀作。「今、何気ない日常を幸せに感じることができるのは、医師の適切な治療のおかげ」という、素直な感謝の気持ちが行間にあふれている。

なお、原稿の扱いは、あらかじめ、本人から「市民町民の会」に一任してもらった。また、米代新報に掲載する際、ご本人は実名の公表を了解。しかし、今後に続く人が実名では投稿しにくかろうと「市民町民の会」が判断し、あえて匿名にした。

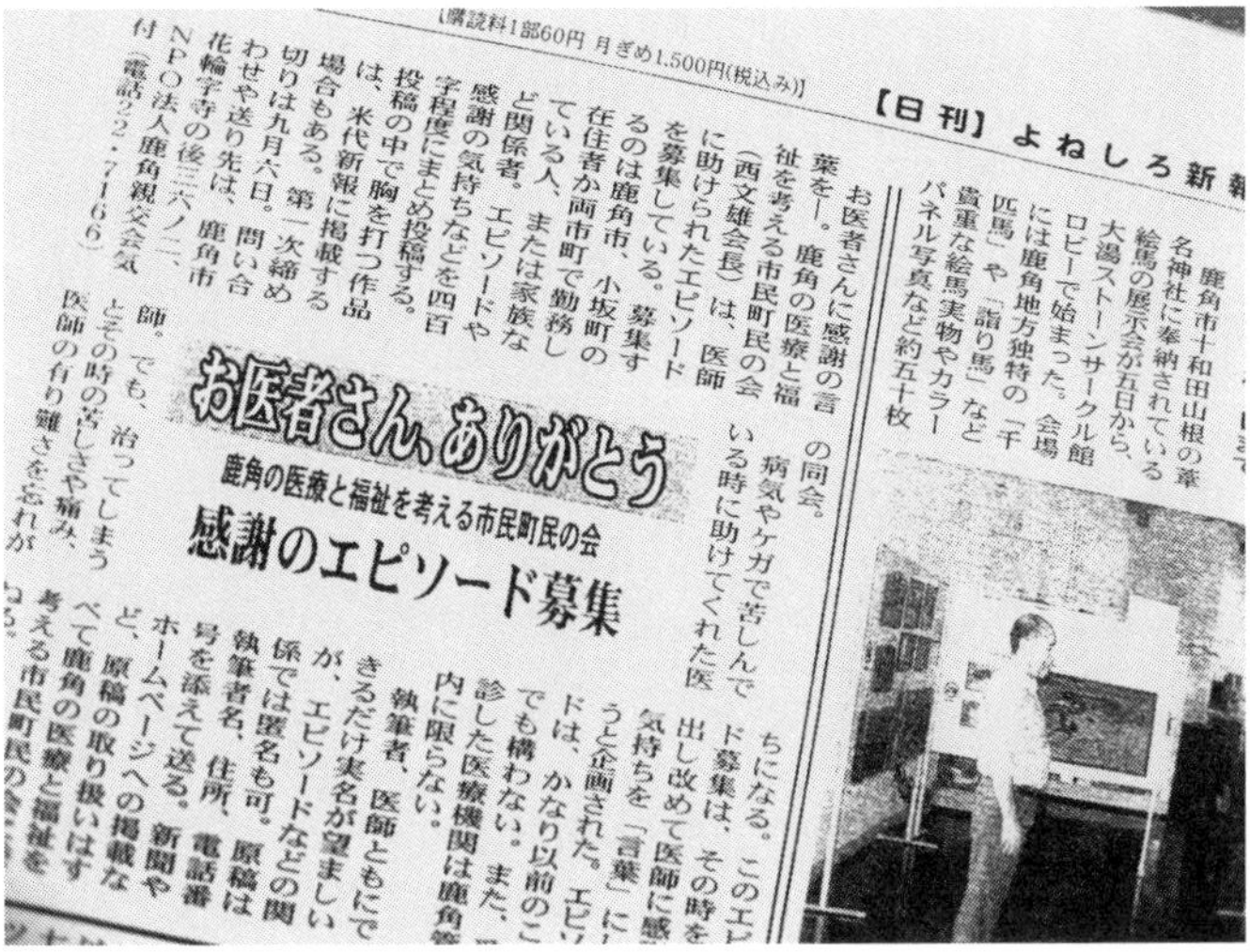

【購読料1部60円 月ぎめ1,500円(税込み)】

【日刊】よねしろ新

鹿角市十和田山根の峯名神社に奉納されている絵馬の展示会が五日から、大湯ストーンサークル館ロビーで始まった。会場には鹿角地方独特の「千匹馬」や「語り馬」など貴重な絵馬実物やカラーパネル写真など約五十枚

お医者さん、ありがとう

鹿角の医療と福祉を考える市民町民の会

感謝のエピソード募集

お医者さんに感謝の言葉を―。鹿角の医療と福祉を考える市民町民の会（西文雄会長）は、医師に助けられたエピソードを募集している。募集するのは鹿角市、小坂町の在住者か両市町で勤務している人、または家族など関係者。エピソードや感謝の気持ちなどを四百字程度にまとめ投稿する。投稿の中で胸を打つ作品は、米代新報に掲載する場合もある。第一次締め切りは九月六日。問い合わせや送り先は、鹿角市花輪字寺の後三六ノ二、NPO法人鹿角親交会気付（電話22・7166）

の同会。病気やケガで苦しんでいる時に助けてくれた医師。でも、治ってしまうとその時の苦しさや痛み、医師の有り難さを忘れがちになる。このエ ド募集は、その時を出し改めて医師に感 気持ちを「言葉」にうと企画された。エピ ドは、かなり以前のこでも構わない。また、診した医療機関は鹿角内に限らない。執筆者、医師ともにできるだけ実名が望ましいが、エピソードなどの関係では匿名も可。原稿は執筆者名、住所、電話番号を添えて送る。新聞やホームページへの掲載など、原稿の取り扱いはすべて鹿角の医療と福祉を考える市民町民の会 ねる。

地元新聞社とのコラボ企画「お医者さん、ありがとう」

なお、企画は、これで立ち消えてしまった。「市民町民の会」が試してみた運動アイデアはほかにも山ほどあり、ボツになった企画も数えきれない。この「感謝の手紙」は、応じる住民がいて、1回でも新聞に載ったのだから、「大成功」の部類に入る。

以下、お医者さんへの手紙（原文）

「オハヨー、起きれ、朝だよー」と毎朝元気な明るい声で起こしてくれる幸せな毎日がある。

4年前、妻が「検診の結果を聞きにNクリニックへ行ってくるよ」と言っていた。私はいつものように仕事に出かけた。10時過ぎ携帯が鳴った。妻からだった。

「どうした?」私の問いに「私、癌だって……」

一瞬、何のことか理解できない。

「何の?」と聞いたら「胃癌……」という返事
「私一人で説明を聞くのは怖いので、お父さん、Nクリニックに来て一緒に説明を聞いてくれない?」と妻の声。とりあえず休みをもらい、病院へ行き、医師の説明を聞く。

「早期の胃癌です。紹介状を書きますので、組合病院の外科・A医師の所へ行ってください」

というのですぐ向かった。

紹介状を見る医師を見た私の第一印象。メガネをかけ、頭はオールバック、なんか怖そう、大丈夫かなぁ……と思ったのが印象に残った。そして入院。手術は12月であった。

「大丈夫ですよ」と、にこやかな医師の笑顔。「正月前に退院できますよ」。

今こうして元気で生意気なことを言いながら幸せな生活を送っていられるのは、かづの厚生病院・A医師、そしてN医師のおかげです。

本当にありがとうございました。

(鹿角市花輪の男性、10月17日付米代新報より)

9　地域の問題はどれもつながっている

幹事会は「オヤジギャグ」の嵐

「市民町民の会」の幹事会は、ほぼ月1回のペースで開催される。そのとき、次回の日程も相談して決め、毎月、レギュラーメンバーや協力者には案内文書を送付する。参加者の顔触れは会長・副会長・事務局以外は毎回のように変わり、何人来るかは開催してみないとわからない。それぞれに家庭の都合などもあり、これはやむを得ない。どこの住民組織もきっと同じようなものだろう。メンバーが変われば、議題に関する考え方も異なる。話の「むしかえし」は日常茶飯事と言って良い。緊急事案を除いて、1つのことが決まるのに2〜3ヵ月を要することもよくある。

なかに、真剣な話し合い中にもかかわらず、無意識にオヤジギャグを発してしまうメンバーが複数いる。「つけあがるから笑わないようにしよう」とガマンするのだが、思わず笑ってしまう。彼らの思うつぼだ。時には「場を和ませるためだ」などと自慢する。まったく困ったオジサンたちではあるが、言うとおり、幹事会は笑いが絶えない。

幹事会では、前回から今回までに活動した内容や体験などを報告しあう場面がある。それは、活動内容の共有にほかならないが、地域内外の動きや住民の声の集約といった役割も果たす。

「母親が精神障害で子どもが困っている、という相談を受けた」とか「最近、○○さんたちが子ども食堂を始めるというので少し手伝った」「息子の送迎で通院している老人が、診療日程の変更でタクシーを使うしかなく○○円もかかったそうだ」「時速30㎞で運転する有名なおじいさんが居る」など、世間話にも似た情報が飛び交う。これらの話をきっかけに、「市民町民の会」の運動が少しずつ深まっていく。

医師不足について住民が話し合った「医療を語る会」

「秋田県衛生統計年鑑」によれば、2012年の時点で、鹿角市・小坂町全体の医師数は43人。人口10万人あたりに換算すると109・3人で、秋田県平均（人口10万人あたり217・1人）の半分しかない。さらに、開業している医師の高齢化も進み、年を追うごとに少しずつ数も減っている。地域で空白に近い診療科も目立ち、鹿角の住民は基本的に医師不足に苦しんでいる。

2011年（平成23年）8月に「市民町民の会」が行った「第1回地域調査」では、①鹿角は「医療崩壊」状況と認識すべき、②住民は行政・病院に「おまかせ」ではダメ、③住民・行政・病院が協働して地域医療をつくる、という3点を提言。これに基づいて、翌年5月22日、「住民による話し合い」を目的にした「鹿角の医療を語る会」が開催された。誰でも参加することは出来るが、予定人数を50人程に設定した。柳澤良子、三澤つせ、田中恵子ら「市民町民の会」の主婦層が討論の口火を切ると、その後、参加者による発言は途切れることがなかった。内容を整理してみると、1つには、鹿角の医療について日頃感じていること。たとえば、胸痛で病院に駆け込んだら「医師不在」と言われ、勧められるままに受診した開業医には「愁訴不可解」と叱られた、などの体験談。また、診療科が細分化しすぎ、「専門外」を理由に診療を拒否されたなど、今の医療の問題点が浮き彫りになった。

2つ目は、医療が不十分な鹿角で暮らすために、住民は様々な「自己防衛策」を講じる必要があること。「医療に関する知識を勉強したい」「地域内の医師について、性格や得意診療分野などを把握すべき」「受診に関する情報がほしい」など、そのニーズは様々であった。

3つ目は、医療をテーマに、あちこちで「住民小集会」を開催しようという話。さらに、小集会をつなぐ「ニュース」を発行することや、そのニュースを配布するために「会員登録」をする案など、今後の住民運動の方向性にかかわる話が続出した。

約1時間半に及ぶこの話し合いの結論は「少しずつ実行しながら考えよう」となった。「市民町民の会」が発足してから6年。鹿角の住民運動は、この時点で、またひとつ質的な階段を昇った。

地元の「小集会」が住民運動の方向性を示す

２００６年（平成18年）から２０１８年（平成30年）までの間に、「市民町民の会」は、全域住民を対象とする比較的大きな集会を10回開催した。参加人数の多少はあるが、いずれも「住民運動の検証の場」として欠かすことは出来なかったと思う。

加えて、地域内の各団体に「小集会」開催も呼びかけてきた。たとえば、２０１２年（平成24年）6月15日、老人クラブ「乳牛《ちうし》二区信和会《しんわかい》」でのこと。冒頭、勝山次男・信和会会長が、「鹿角の医療を語る会」に同地区から6人も参加したこと、「市民町民の会」の活動ぶりなどを紹介。さらに地域の医療をテーマに住民が話し合う「小集会」の意義などを説明した。

そのうち、場が急にザワザワしてきた。誰か気になる人が来ていないらしい。電話する人、迎えに行く人など、老人とは思えないほど機敏に動く。ほどなく一人暮らしの「認知症のおばあさん」が姿を見せると、みんなが笑顔になり、席に招き入れ、励ましや冷やかしの声が飛ぶ。この老人クラブが「大切にしているもの」を垣間見た気がする。

ともあれ、これでようやく「小集会」が始まり、前半は「医師」に話題が集中する。どうして「医師不足」なのか。毎年新しい医師が生れているはずなのに、どこに行ってしまったのか。昔と今とでは何が違うのか。病院と大学との関係はどのようなものなのか。医師は誰が連れてくるのかなど、住民の疑問が噴き出して止まらない。西ら「市民町民の会」も、自分たちが知っていることは全部話し、不明な点は正直に「わかりません」と答える。全体として「鹿角は、残念ながら医療崩壊状況」という共通認識ができてくる。

やがて、「国保料は高い」とか「厚生病院に助けてもらった」旨の体験談などを経て、徐々に医療に関する「地域の課題」が浮かび上がる。特に、今、鹿角地域では「循環器科医師の不在（当時）が大きな問題」ということになり、「では、どうすればよいか？」と話題が発展した。

「市民の健康を守る」という観点で行政責任を問う声もあった。これに関連して、精神科の常勤医師が不在になって以降、鹿角市・小坂町がどのような取り組みをしてきたかが報告されると、「市も頑張っているんだね」等の「ささやき発言」も聞こえる。

最後は「住民は何ができるか」という話に至った。西らは「住民にも出来ることはたくさんある」としながら、当面、①医療の仕組みなどについて勉強すること、②困ったことは「声」を出すこと、の2点を提起。「声」の出し方の一例として「湖東《ことう》の案山子《かかし》（五城目町住民がカカシを使って湖東病院の存続を訴える、詳細は第3章）」も紹介。心が揺さぶられたのか、誰かが思わず「どんなアドバルーンを上げようか」と叫び、ドッと受けた。会場は笑いが止まらない。「このような小集会を重ねたり広げたりすることが大切」との勝山会長の「まとめ」で小集会を締めくくった。

交通手段は「活き活き地域」のカギ

「時速30㎞で運転する有名なおじいさん」は、秋田県に限らず、おそらく地方ならどこにでもいるのではないだろうか。目的は買物や通院。自分の生活スタイルに合う路線バスが廃止・縮小になり、家族もヒマではないので頼みにくい。病院はコロコロ診察日を変える。それに対応するためには息子が有給休暇を変更しなければならないが、息子の勤め先が「話のわかる優良企業」とは限らない。結局、ブレーキとアクセルを踏み間違えるようなリスクも覚悟の上、年をとっても自ら運転するしかない。それ以外の選択肢は「引きこもり」であり、やがては社会と断絶し、生きる希望も失い、悲しい余生を送る道筋が見えている。

「交通問題」は「住民の生命や健康」と直結しており、地域の医療や福祉を考える上で避けて通れない。「市民町民の会」は、早いうちからそのことに気づき、何か出来ることはないか、今なお様々な模索を続けている。

「バスの問題」で言えば、行政も以前から力を入れている。乗客の減少に伴い、次々と廃止されるバス路線を少しでも維持しようと、どの自治体も多額のお金をつぎ込む。最近では、予約を前提にしたバス運行や、バス料金でタクシーを「バス路線運行」させるなど、様々な工夫も試されている。鹿角市では、市民共動課を窓口に「地域公共交通活性化協議会」を設立。「座《ザ》バス」と銘打って、住民による「バスについての座談会」も呼びかけており、「市民町民の会」もこれを活用して行政との懇談を重ねている。

　もうひとつ、きわめて重大な課題もある。たとえ理想的な交通手段が確立できたとしても、「出かける理由・目的」がなければ、誰もそれを利用しない、という問題。逆に「何が何でも行きたい」という明確な目的がある場合、人は、あらゆる手段を駆使して行こうとするだろう。イベント・お店・学び場など「行きたいと思うような場所」を増やすこと、そして、ボランティア・趣味サークル・人の役に立つ活動など「生きる意欲」を醸す機会を数多くつくること、これらを併せて考えていかなければならない。

実際にバス停まで歩いてみた

２０１４年（平成26年）10月7日、「市民町民の会」は、鹿角市内の「大曲《おおまがり》集落」から「合ノ野《あいの》バス停」まで、また「瀬田石《せたいし》集落」から「毛馬内《けまない》上町バス停」まで、２ヵ所を実際に歩いてみた。前者は１・２㎞、23分、後者は２㎞、35分かかった。普段歩き慣れていないこともあって、「遠い」というのが参加した13人の正直な感想。まして、お年寄りが荷物を持って冬期間に歩くことを考えると、あらためてバスに乗るまでの困難さを感じた。

また、「市民町民の会」が現時点で注目しているのは、東京大学「オンデマンド交通研究チーム」が開発した「コンビニクル」というシステム。これは、乗車予約を組み合わせて、最も効率的な時間とルートを瞬時にセットするもの。従来のバスが「定時・定路線」なのに対して、「随時・随路線（ドアツードア）運行」である。パソコンで管理するので、安価であり、たとえば「外来診療の予約」などとの連動も可能。２０１５年（平成27年）２月19日には、埼玉県・西部診療所に「市民町民の会」６人が出向き、その実用ぶりを見学した。

安心して暮らせる地域づくり集会

「市民町民の会」は、住民有志の会であり、「市民町民の代表」というわけではない。しかし、普段話し合っていることは地域の行く末にかかわる話題ばかりだ。だから、時には多くの住民に報告・提案して「みんなで話し合ってもらいたい」という心理が働く。そこで始まったのが「安心して暮らせる地域づくり集会」で、今までに2回開催した。

1回目は、2015年（平成27年）7月7日。テーマは2つ。1つ目は「地域を活性化させる交通手段」。埼玉まで視察に行った片岡香らが、乗客の要望に応えて時刻もコースも即時に組み換えができる「新しい公共交通、コンビニクル・システム」を紹介した。2つ目のテーマ「心の健康ネットワーク」は、「医師不足」を背景に、地域で出来る活動の1つとして提案。認知症・不登校・障害・自殺予防など、それぞれに対応している団体や個人を「学習会」を通してつなげようという構想提起である。

鹿角の住民も、この手の話し合いにだいぶ慣れてきた。放っておいても意見が出る。「高齢者の集まりに行きたくても、足がなくて行けない」「送迎ボランティアに頼るのも限界」「コンビニクル・システムは、収支のバランスが取れず、導入は難しそう」など。行政による「コミュニティーバス」の運行には、もう少し住民の声を反映すべきとの意見。「交通機関」に関する全国の取り組みで、成功例はいずれも「住民主導型」という話も紹介された。また、2つ目のテーマに関連して「親が障害を持つ子どもを支援する仕組みをつくりたい」などの意見も光っていた。

2回目は本田宏医師をお招きして

2回目は、2016年（平成28年）7月23日。テーマは「医師不足」。埼玉県の済生会栗橋病院・元院長補佐・本田宏医師をゲストに迎えた。「市民町民の会」による活動報告のあと、本田宏医師による「医師不足の原因と解決への道」と題した講演。本田医師は、「医師不足の原因は、医療費を抑えたい政府の政策によるもの」とキッパリ。国際的に見ると、日本の医療費は低く、患者負担が高いことを強調した。そして「介護・福祉・教育など、みんな共通した問題」「医療だけが良くなるということはない」とし、「事実を知って、自分たちの手で世の中を変えること」が解決の道だと説いた。

昨今の「地域医療構想」についても話が及ぶ。「内容を知り、住民が地域のことを決める」大切さがクローズアップされた。また、ある参加者が「検診を受けても、医師不足で、病院が再検査に応じられない」という体験を話すと、本田医師は「今のような医師不足状態では、その問題は解決しない」「すべてに応じようとすれば、医師が倒れてしまう」と述べた。

「医師の過重労働」と「住民の医療要求」のどちらも解決する道筋が求められている。この集会は、長年、医師の立場で医師不足と闘ってきた本田医師と、住民運動を続けている鹿角との「連帯の場」になった。

10 住民による「地域調査」

初めての地域調査は「合宿型」

地域において、医療だけが良くなることはあり得ない。「市民町民の会」が精神科の常勤医師を求めて活動すればするほど、地域の基盤にかかわる課題が浮かび上がってくる。鹿角地域の全体像を少し客観的に見つめる必要性が出てきた。

そんな折に、国民医療研究所（現・日本医療総合研究所）が隣の北秋田市で「地域調査」を行うとの情報を入手した。公立米内沢《よないざわ》病院の存続を求めて発足した「地域の医療を守る住民の会」が、研究所に「地域調査」を要請したらしい。

そこで、中村が調査最中の北秋田市に出向き、「鹿角でも地域調査がやりたい」と直談判した。研究所は困ったようだが、北秋田で調査団長を務めていた日本福祉大学・牧野忠康教授が引き受けてくれた。打合せ・学習会・挨拶回りなどを経て、2011年（平成23年）8月24日から3日間、JR花輪《はなわ》駅近くの旅館「茅茹荘《ぼうじょそう》」に泊まり込んで、鹿角で住民が手掛ける初めての「地域調査」が行われた。

2人1組となって、各組が朝・昼・晩1日3人の住民から話を聞く。聞いた話は、報告し合うほか、牧野教授から「要約を40文字にまとめろ」と指示が飛ぶ。3日間でヘトヘトになった。計49人から「聞き取り」を行い、地域を駆け回って、歴史（市町史、病院史等）から各種統計（地域趨勢、消防等）に至る膨大な「資料」を集め、調査後も約2ヵ月間、牧野教授と連絡を取り合いながら、整理・分析の作業を続けた。同年11月12日に行われた報告集会で、牧野教授は、鹿角地域の今日の姿について、「行政も医療も頑張ってはいるものの、住民に相談なく物事を進めているため、地域は危機的な状況に陥っている」と解明。当面、住民・行政・医療の3者による対話と学習が不可欠とし、そのためには、住民も「要望」から「創造」へと意識を変え、住民主体の地域医療を構築する努力をする必要がある、と指摘した。

この調査ののち、「住民・行政・医療」の3者の対話は明らかに増えた。2014年「こころの健康学習会」は住民・行政ら11団体が力を合わせて開催し大成功を収めた。2015年、行政主催「市民公開講座」に岩手医大精神科・星克仁医局長を招聘し、同講座最多210人の住民によって会場が満杯になるなど、地域の雰囲気が変ってきたと言える。

第2回地域調査、最大の課題は「いのち」

ところが、その後も「市民町民の会」が集まるたび、解決策が見いだせない「地域の問題点」が数多く浮上してくる。家に閉じこもりがちな高齢者。不登校や、放課後に「居場所」がない子どもたち。身近なお店がなくなってきたことなど「人間が生きる上での基盤」にかかわる難問ばかりだ。医療や福祉は、これら問題点の先にある「氷山の一角」にすぎない。前回調査は意義深かったが、内容はまだ「医療の枠」の範囲内にとどまっている。「市民町民の会」のなかに「さらに自分たちの足元を深く広く調べ、解決の道筋を見出したい」という気運が徐々に高まってきた。

1回目の地域調査は、わからないことだらけで、研究者に「お任せ」の観が否めなかった。

今度は、出来るだけ住民自身で考え、動き、まとめの作業に力を注ぎたい。前回が「合宿型」であったのに対して、今回は、多少期間がかかっても、話を聞く相手の都合にこちら側が日程を合わせる「地元型」にしたらどうか。そのために、かつて大阪府門真《かどま》市で延べ５０４人の住民調査団による「国保の調査」を指導した三重短期大学・長友薫輝教授に協力をお願いした。長友教授が理事を務める日本医療総合研究所（元・国民医療研究所）も、可能な範囲での協力を約束してくれた。

２０１６年（平成28年）10月28日、「市民町民の会」幹事会に長友教授を招き、話し合いの末、「予備調査」と「本調査」という手法を取り入れることになった。「予備調査」は、「地域をよく知っている人」数人に話を聞き、「全貌をつかむ」のが主目的。聞いた話は、そのつど幹事会で報告し合い、整理するなかで「本調査」の形を決めていく。

予備調査に約3ヵ月間を要し、10団体・13人から話を聞いた。鹿角市社会福祉協議会が、各集落を回り、コツコツと住民の声を集めていたこともあって、計３４４件の「話題」を得ることができた。これを26大項目・48中項目・１６５小項目に分類、整理してみると、「地域がしぼんでいく」「セーフティーネットの網の目から弱者がこぼれる」「参加する人はいつも同じ顔ぶれ」「医療体制がぜい弱」などの課題が浮かび上がった。なかでも、「鹿角市は、男女とも、

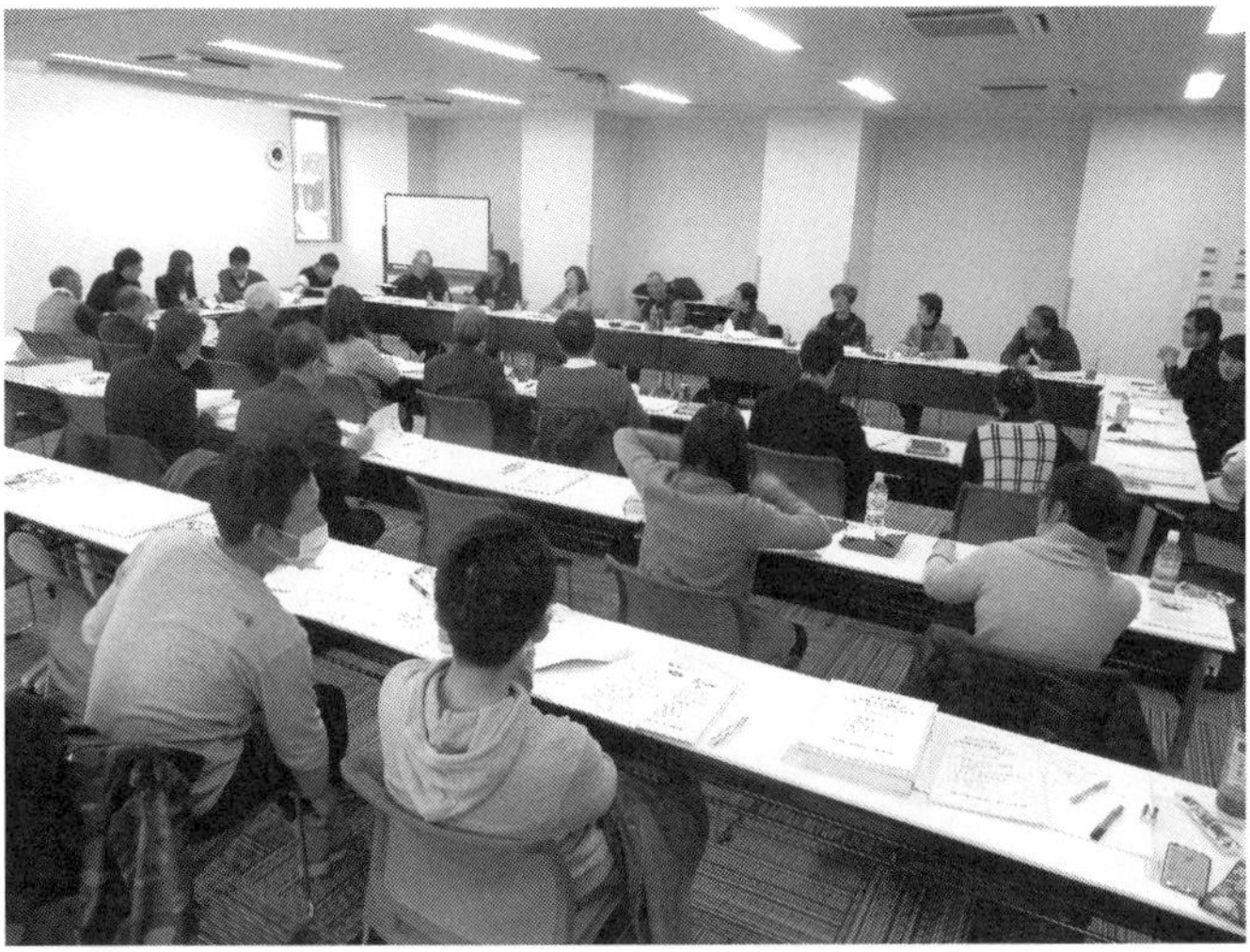
地域調査「中間検討会」(2018. 1. 27)

秋田県の市町村のなかで、最も平均寿命が短い」という事実が判明し、一同ビックリ。鹿角の最大の課題を「いのち」と位置づけ、本調査は「短命の原因を探求する」ことから始めることにした。

地域調査の中間検討会

2018年(平成30年)1月27日、調査の「中間検討会」を開催した。「鹿角の産婦人科を守る会」や多数の地元住民、さらに茨城県などからも参加。長友教授、横山壽一教授も同席した。

この年4月には産婦人科の医師が「かづの厚生病院」から撤退する。理由の1つは「出生数の減少」であり、「人口減少」が住民の目の前に突きつけられている。参加者の何人かは、この調査は「まさに人口問題への挑戦」だと表現。「食も、運動も、医療体制も、交通も、人のつながりも、そして生活基盤も、みんなつながっている」旨の発言が共通認識になった。

また、「病気になりたくない、長生きしたいという『生きる意欲』が少ないと思う」などの意見も目立った。中間検討会以降、「市民町民の会」は、どうすれば「生きる意欲を持てるような地域」にすることができるか、この難問に挑んでいくことになった。

秋田県には「第2次ベビーブーム」がない

「中間検討会」以降、地域調査はしばらく迷走する。住民アンケートなども検討してみたが、「市民町民の会」の力量を超えている。しかし、「地域の変化」を感じている人が多いことは間違いない。そこで、「地域の変化」の指標として「人口・交通・医療・教育・産業・地域組織」に注目し、既存の資料を集めて、その「原因」を徹底究明した。

たとえば、昨今話題の「人口減少」にしても「自然現象」ではない。減るには減っただけの理由がある。日本の「出生率」の推移を見ると、戦後急上昇し「第1次ベビーブーム」を迎える。これに対し、時の政府は「優生保護法」など「産児制限」政策を打ち出し、1949

全国と秋田県の「出生率」の推移比較

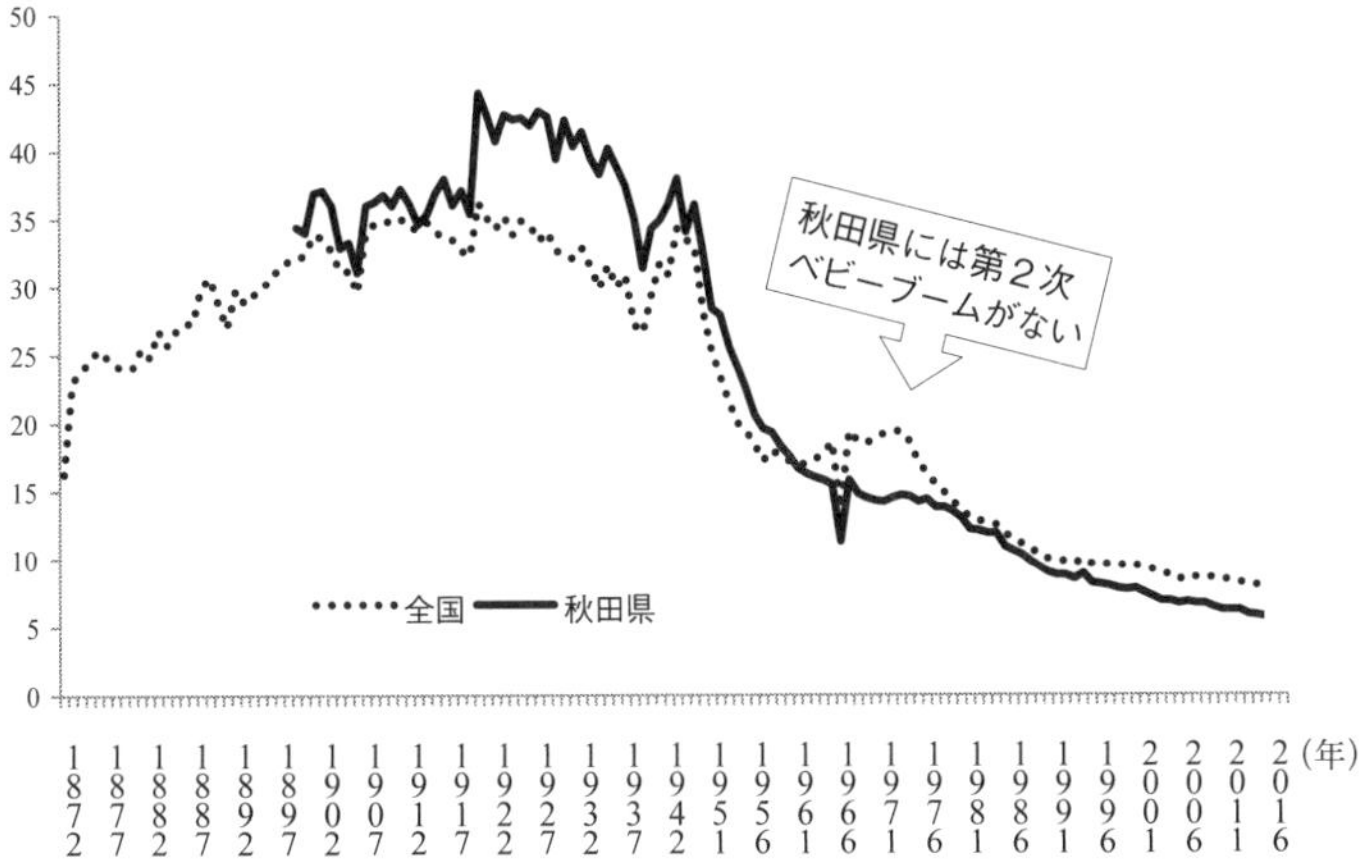

厚生労働省「都道府県別人口動態統計・100年の動向」秋田県「人口動態統計」より

年（昭和24年）以降、日本の出生率は激減する。秋田県の場合、「出生率の減少カーブ」はさらに長期化し、１９６１年（昭和36年）、ついに全国と逆転。背景に、集団就職列車が大量の中学卒業生を上野駅へと運ぶ「高度成長・所得倍増政策」があった。つまり、秋田県は、国の政策に素直に従ったことで、「転出増」が先行し、それに伴い「出生」が一段と減少した。全国に見られた「第2次ベビーブーム」も、秋田県にはその姿を見ることが出来ない。

鹿角は、さらに「鉱山」の影響も加わった。「地区別人口」推移を見てみると、明らかに「鉱山が盛んだった地区（小坂町や鹿角市尾去《おさり》沢《ざわ》）」の人口減少が激しい。金・銀・銅などに中央資本が飛びつき、遊楽華やかな街をつくっ

鹿角市・小坂町の人口(地区別)《1950年(昭和25年)を100とした場合の指数》

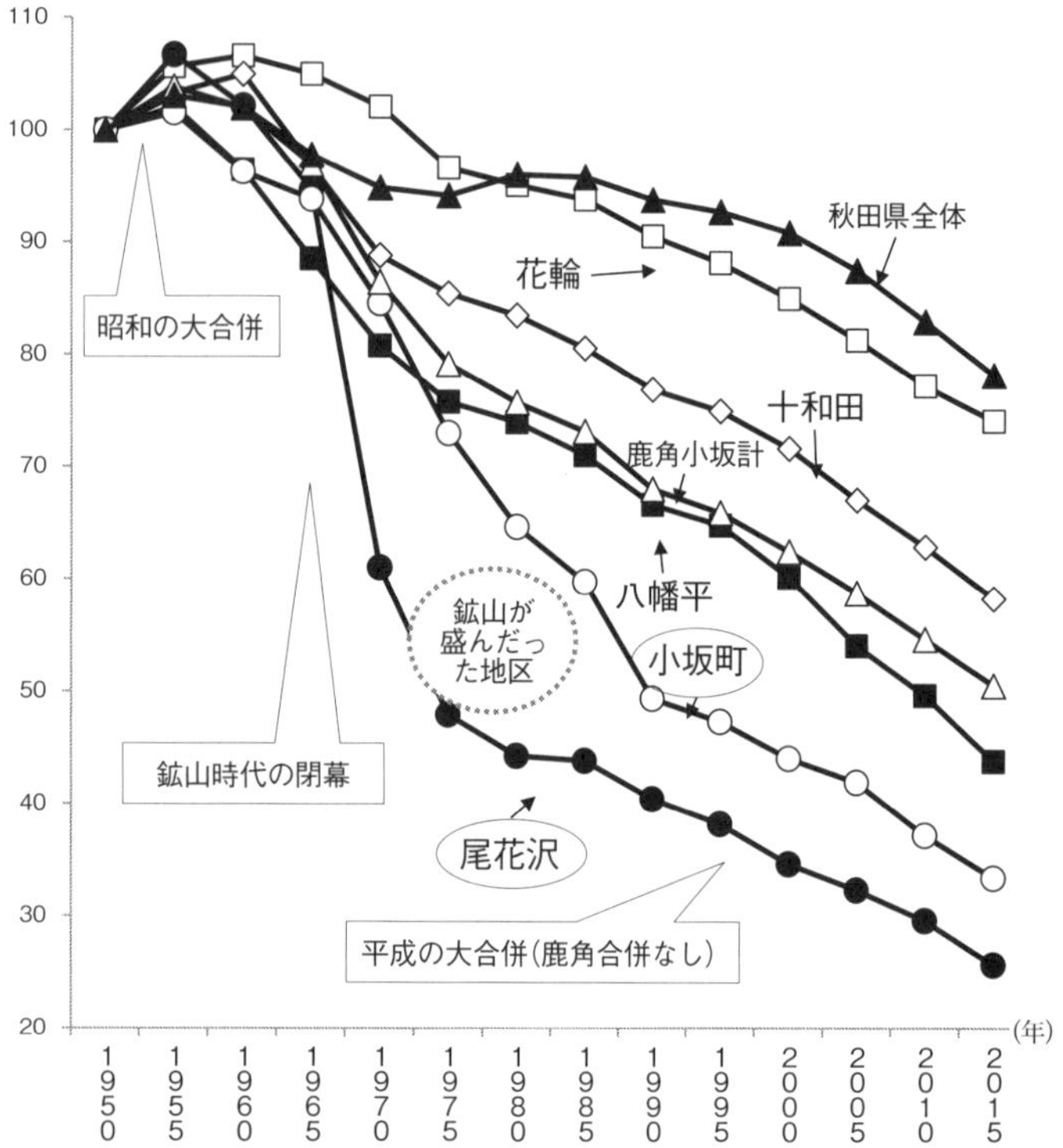

「鹿角市の統計」「小坂町の統計データ」「小坂町人口ビジョン」より

た。しかし、利益のほとんどは県外に持ち出され、閉山に伴い「人」も大量に流失する。お金を出せば何でも買えた約100年間の鉱山時代を経るうちに、かつて盛んだった織物、染物、桶、石工、漆工芸、竹・蔓・藁細工など、地元材を使った地場産業が廃れた。見通しを失い、「生きる意欲」が萎えた人も少なくないはずだ。このような傾向は、古くから「地下資源の国」であった秋田県全体の特徴でもあると思う。

加えて、秋田県は、積極的に「市町村合併」を行い、特に小中学校の「廃校率」は全国第1位。子どもたちが歩いて学校に通った頃は、地域の色や匂いを肌で感じ、途中おせっかいな大人たちと言葉を交わしながら、身体全体に「ふるさと」を染み込ませていった。統廃合で遠くなった学校まで、スクールバスで送迎してもらっている昨今の子どもらがどの程度地元に残るであろうか。ただでさえ、高い学力を誇る秋田の子どもたちは、都会の優良企業も欲しい人材のはずである。

人口は「減った」のではなく、「減らされた」のである。

「鹿角は短命」4つの原因

「地域の変化」を複眼的に見ることで、「短命」の原因について、次の4点が導き出された。

1点目は、今の日本が「生きづらい」社会であり、しかもその度合いが日々増していること。ほとんどの国民が「生きづらさ」を感じ、しかも、それが「個人のせい（自己責任）」にされるため、「自己否定」の感情を抱き、「ひきこもる」しかない大人や子どもが増えている。

2点目は「秋田県」にある。自殺率・人口減少率・ガン死亡率・独身率・婚姻率・出生率などが、ほぼ毎年全国ワースト1に名を連ねる。これらを見る限り、お世辞にも「住みやすい県」とは言えそうもない。調査では特に「秋田市一極集中」と、市町村・学校・病院など「何でも合併政策」に注目した。そこから見えることは、「周辺地域が大事にされていないこと」「県政が国の方針に従順であること」などである。

3点目は、鹿角地域の場合、「鉱山の衰退」など、住民が「地域の縮小」を感じる場面がさらに増え、一層「生きる意欲」を見出しにくい条件が重なったこと。鉱山も、中央資本が経営し、資源の枯渇によって閉鎖した。以上3点は、いわば「外因」である。

4点目は、辛口な表現だが、住民の「主体者としての自覚」が未成熟であったこと。鹿角地域は、かつて藩境・県境が目まぐるしく変わった。激動の歴史のなか、人々が身を寄せ合い、助け合いながら生きてきたと思われる。人のつながりが強く、伝統行事も数多く残る。協調を是とし、人間性が優しい。その「優しさ」を裏返せば、「権力に逆らわないこと」も意味する。

何か辛いことがあっても、声をあげずガマンする。「地域の縮小」に直面しても人々がそれほど抵抗しなかったことによって、地域はますます縮小してきた。自らの生き方も、「なりふり構わず、石にかじりついてでも生きる」たくましさ、図太さより、どこかで「あきらめ」のような思いが勝っていたに違いない。「しぶとく生き抜くことが家族に迷惑をかける」と、ここでも「優しさ」が顔を覗かせた。

生きる目標が明確な人は精密検査も受ける

「中間検討会」のとき、「いのち」との関連で、「健診でひっかかっても精密検査を受けない男性」のことが話題に上った。精検受診率を見ても、子宮がん・乳がんは県を上回っているのに、肺がんの場合、県平均79％に対し鹿角市は60％しかない（2015年度、秋田県健康福祉部資料）。男性の劣位は明らかであった。なかには「俺は血圧160だが、安定しているから大丈夫」と、天才的な「言い訳」をする人もいるそうだ。保健師らの渋い顔が目に浮かぶ。

人間は必ず死ぬ。それには抗えない。しかし、何か強い目標があって「今は死ねない」と思っている人は、少なくとも「生きる努力」はするであろう。精密検査ぐらいは受けるはずだ。それをしないということは、「生きる目標がない」あるいは「乏しい」のではないか。

今の世が「生きづらい」のは日本中どこも同じ。鹿角がほかと違うとすれば、上記「原因」の3点目「鉱山の盛衰」を背景に、4点目「あきらめ」の大きさ。そう考えると、いくつかの疑問が解けていく。「対策」を考える上で、「何をすればよいか」の起点がここにあった。

地域調査は「地元の良さ」の再発見

地域調査「対策の究明」のヒントを求めて他地域の事例を読み漁った。教訓は山ほどあり、「これなら何とかできそうだ」と思われる「7大項目・28小項目の対策案」が浮かび上がる。ところが、そのような視点で再び鹿角地域内を見てみると、すでに「地域をつくる取り組み」がたくさん存在していることに驚く。

言ってしまえば、「短命」という課題を解決するには「生きる目標」を持てばよい。野菜づくりでも、スポーツでも、趣味でも何でも良い。「人の役に立つ」ことならなおさらだ。仲間と子育てサークルをつくる。市日《いちび》（朝市）を盛り上げるチラシをデザインする。「お店学校（まちゼミ）」の開講。高校で「かづの学」に取り組む。品種改良したブドウでワイン醸造。陶器の釉薬に地元の「アカシア」を使う。鹿角地域のあちこちで、みんな「自分のやりたいこと」として無意識にやっているが、総じて見れば、それらは「地域づくり」と呼ぶにふさわし

第２回地域調査から導き出した「対策」の提案

集まる	きっかけを見つけて、何かと集まる 「集まりに『送迎車』はつきもの」という文化をつくる
力を合わせる	消費者・販売者・生産者が、ともに知恵を出し合い、力を合わせる 協同の「お店」や「居酒屋さん」
つくる	「捨てていたもの」に着目 もともとあった「地元の産業」を掘り起こす 「地産地消」から「地消地産」へ 何にでも「かづの」と名入れを
学ぶ	地元の「宝物さがし」 数多くの「学びの場」があれば、「地域大学」みたいになる 学校以外の「学ぶ場」を複数つくる 子どもたちと一緒に「地域」について学ぶ 「少子化対策」のカギは「地域と一体になった」教育
支える	「居場所」をつくる 「おせっかい」のススメ 「地域交通」をめぐる問題の整理 当面の施策、「交通手段シート」「交通づくり住民有志団体」 より根本的な「地域交通」づくりをめざして 「多様な生き方」に優しい地域をめざす 「こころの健康センター」づくりへ一歩踏み出す 「お産できる鹿角」をとり戻す 医療の脆弱さを克服する
つながる	年１回、地域づくりの諸活動が交流 鹿角の「住民団体」が力を合わせる 全国の住民団体がつながり、日本全体の医師の数を増やす
はじめる	「地域調査・報告集会」の開催 住民が「地域づくりのコンセプト」を決める ぜひ読んでいただきたい本（厳選10冊・順不同）

いことばかりではないか。

地域調査は「地元の良さの再発見」なのかもしれない。

私たちが言うまでもなく、鹿角地域のなかでは多くの人が活動している。その動きをみんなで共有し、あきらめていた人にも輪を広げ、「何かやってみようか」と、その気になってもらえば良い。本人も気づかぬうちに、実質的な「地域づくり」が「生きる目標」になっていくだろう。

もし「統一目標」に向かって、これら住民のムーブメントが方向を揃えることができれば、

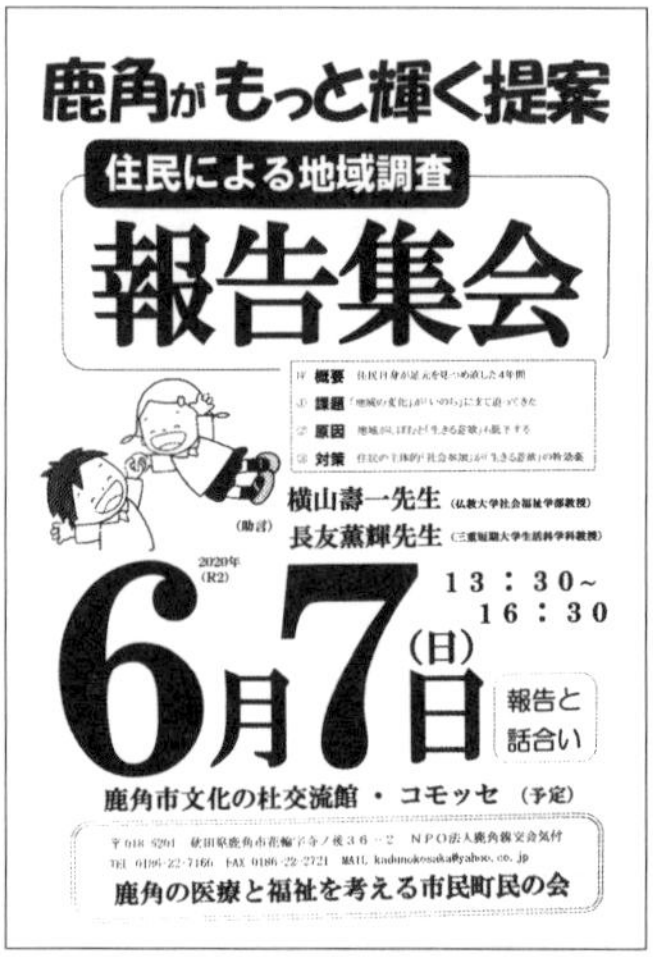

地域調査の報告集会チラシ

かなりの力になる。「統一目標」を話し合う住民の集まりや、活動の交流と積み重ねは、やがて本物の「住民自治」を形成するに違いない。「自分たちの地域のことを自分たち自身で決めていく」という自信・誇り・責任は、もはや「あきらめ」とは無縁な世界だ。その頃になれば、きっとオジサンたちも精密検査を素直に受けると思われる。

（第2回地域調査の報告集会　２０２０年（令和２

年）6月7日予定）

11　フリーの医師が「ここで働きたい」と思うような地域に

次は「産婦人科の常勤医師」がいなくなった

精神科・常勤医師赴任の朗報の一方で、今度は産婦人科の医師がいなくなった。２０１７年（平成29年）12月12日、市議会での質問に対し、鹿角市長が「産婦人科医師集約は受け入れざるを得ない」と答弁。住民は翌日の報道（秋田魁新報、北鹿新聞等）で状況を知る。県の全額補助（７３００万円）による隣市「大館市立病院」分娩室増設工事完成を待って、翌年10月、かづの厚生病院から産婦人科常勤医師が撤退。大館市立病院に医師と分娩が集約された。地元には産婦人科の開業医が1人いるが、お産は受け入れておらず、鹿角は「お産ができない地域」になってしまった。

こうして「鹿角はお産ができない地域」になった

産婦人科医師集約に至るまでの経過を少し整理しておく。

２０１６年（平成28年）11月、かづの厚生病院長に対し、秋田大学・産婦人科教授から「大館・鹿角地域の産婦人科医療は、秋田大学・弘前大学・岩手医科大学の３大学で連携して維持していく方向で一致した」との話がもたらされた。

同年12月27日、「３大学」産婦人科教授の連名で「翌年から、かづの厚生病院での里帰り出産の受入を中止し、大館市立病院へ紹介する」旨の通知が病院に届く。理由は「産婦人科医が慢性的に不足し、体制の維持が難しい状態にあるなか、妊娠途中からの診察となる里帰り出産はリスクが大きい」ため。

２０１７年（平成29年）に入り、「３大学」は「産婦人科医師の鹿角撤退」も示唆。２０１８年（平成30年）10月、それが現実のものとなる。

産婦人科の場合、住民と大学が心を通わせるようになるには、しばらく時間がかかりそうだ。

鹿角に出来た2つ目の「住民団体」

それにしても、今度の「産婦人科問題」に関する「地域の側」の対応は、12年前の「精神科のとき」とは少し雰囲気が違うような気がする。

1つ目として、住民が自らの意思で立ち上がっている。地元で商店を営む安保大介氏（当時35歳）は、「里帰り分娩中止」直後、「地元で子どもが埋めなくなれば、人口減少に拍車がかかる」と危機感を募らせ、仲間とともに住民団体「鹿角の産婦人科を守る会」を立ち上げた。2017年（平成29年）2月21日の結成総会には、若い人を中心に、約40人が参加。一方、「かづの若者会議」も、同年2月26日に「鹿角のお産を考える」と題した集まりを開催。「老若」を交え男女約30人が参加し、グループワーク形式で話し合った。「市民町民の会」は、「鹿角の産婦人科を守る会」と共同行動するとともに、同年7月8日、共催で「お産ができる鹿角を望む住民集会」を開催。あえて集会を日曜日の午前中に設定し、130人が集まる。さらに、100人近い高校生が、自分の将来を見据えた「手紙」で集会に参加。その思いを受け止める機会にもなった。

2つ目に、鹿角市が早々に自らのスタンスを示した。市は「守る会」にも当初から参加し、

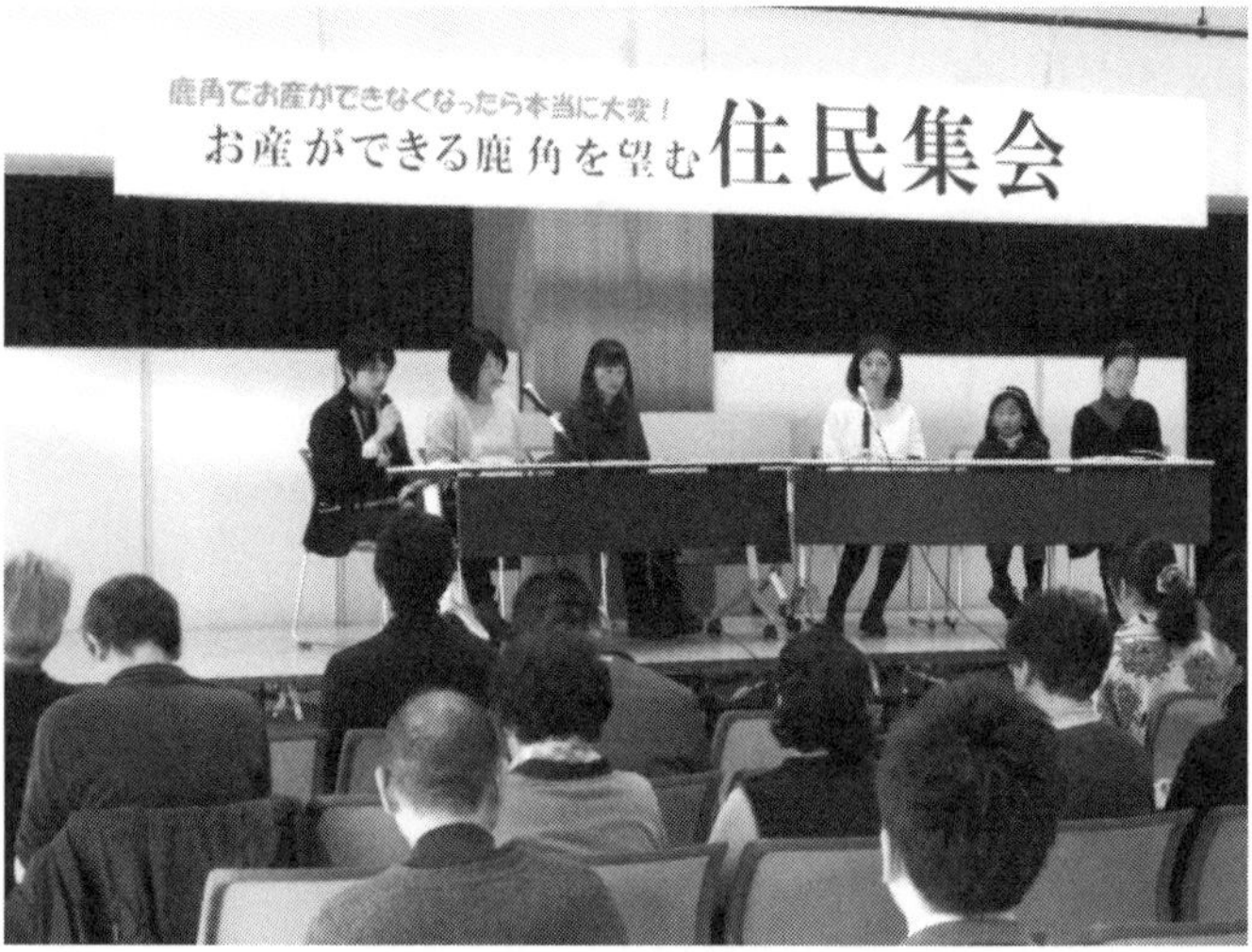
鹿角でお産ができなくなったら本当に大変！
お産ができる鹿角を望む住民集会

お産ができる鹿角を望む住民集会（2017. 7. 8）

市として「鹿角に来てくれる産婦人科医師を探す」「医師が見つかったら鹿角でのお産を再開する」ことを内外に表明。「医師確保専門員」を設置するほど力を入れている。

3つ目に、「住民説明会」開催が「あたり前」になってきた。7月の「お産ができる鹿角を望む住民集会」では、前段30分間、鹿角市主催の「住民説明会」を挿入。秋田県医務薬事課・鹿角市いきいき健康課・かづの厚生病院院長が、それぞれの立場で事態と方針を説明した。9月の「説明会」は大館市立病院・吉原院長も加わった。精神科の時は「第2回市民町民集会」に県を招聘して住民に説明してもらうだけでも苦労したことを考えれば大きな変化である。

4つ目に、「市民町民の会」の経験・教訓が生きている。住民集会では、これからの行動として、①住民は「お産ができる鹿角」を望んでいることをあらゆる場面でアピールする、②鹿角に来てくれる産婦人科医師を探す、③地域で医療を支える方策をみんなで考える、の3点が参加者の承認を得た。これに基づき、精神科の医師を探した方法に準じてチラシをつくり、全国に発信している。

5つ目に、その一方で、産婦人科は「全住民の問題」になりにくいこともわかってきた。どうしても「妊産婦の問題」になりがちである。今の事態を「お産の問題」と狭く位置づけるのではなく、地域の「医療の縮小」や「人口減少の原因」などと捉える視点が不可欠だと思われる。

鹿角は「子育て支援」が魅力

「市民町民の会」は、今の事態を予想していたわけではないが、以前から「小児科と産婦人科は危ない」と見ていた。かづの厚生病院に小児科医は1人しかおらず、産婦人科の医師は「小児科医がいなくなれば産婦人科医療は成り立たない」と公言していたからである。地域のなかには小児科を標榜している開業医もいるが、内科を兼ねており、しかも夜間・休日は原則として診ていない。

鹿角市の「子育てサークル」の例

はなまるキッズ	花輪・尾去沢・八幡平地区の子どもと保護者
すっとんさーくる	十和田地区の子どもと保護者
くびれてみヨ〜ガ（ヨガ） ぬいっコレッスン1（手芸） ぬいっコレッスン2（手芸） コシエルくらぶ（物つくり　いろいろ） Holidayサークル（働く親） お手紙の会（絵手紙ほか） ママのおしゃべりクッキング ちびっこまなびっこ	市内の0歳〜小学校6年生までの子どもの保護者
りらっくBa〜	市内の子育て中の祖父母

鹿角市子ども未来センターホームページより

ともかく住民の思いだけでも調べてみようと、2010年（平成22年）春、「子どもの医療とお産に関するアンケート」に取り組んだ。鹿角市・小坂町内のすべての保育園・小学校・中学校を回って協力を求め、4489枚を配布して552人の保護者から回答を得た。回収率が低かったのは、大変面倒な「記述式アンケート」だったためと思われる。回答を分析してみると、①地域の医療の脆弱さに対する不安・不満、②医療機関の苦労に対する理解、③鹿角地域の手厚い「子育て支援」への称賛などが目立つ。保護者らは「できれば医師たちを支えたい」と思っていること、そして鹿角の「子育て支援」が自他ともに認めるほど充実していることなどがよくわかった。

日本中で「待機児童」が問題になっているなか、鹿角の場合は、予約なしに託児ができる。地区ごとに「子育てサークル」がたくさんあって、子どもはもちろん、若い保護者や祖父母らが集い、遊び、学び合い、助け合う仕組みが二重三重に出来ている。発端は、2000年（平成12年）、新築移転を機会に「十和田保育園」（鹿角市十和田毛馬内《けまない》）の一室に市の「子育て支援員」2人が配置されたこと。市民の声を背景に、みるみるうちに全市に広がった。

発祥の地「十和田地区」の子育てサークル「すっとんさーくる」は、若き日の湯瀬らが命名した。湯瀬の実家は、かつて遺跡「ストーンサークル（環状列石）」のある十和田地区「大湯」にあった。埼玉から鹿角に戻り、湯瀬が十和田地区「毛馬内」のアパートで一人暮らしを始めたところ、両親がそのアパート近くに家を建て、同居するようになった。湯瀬の子育ては「鹿角の子育て支援」とともに歩んできたようなものだ。

お医者さんも来たくなる地域をつくろう

精神科の常勤医2人は、自分の意思で鹿角に来てくれた。大学などから派遣されたわけではなく、「フリーの医師」である。産婦人科の医師も、もし来てくれる可能性があるとしても、大学ルートはあまり期待できない。これから、鹿角は「フリーの医師」が増えてくると思われる。

縁起でもないことを言うようだが、「フリーの医師」は、鹿角から去る時も自分の意思次第である。彼らに「後任」を用意する義務はない。住民は学習を積み重ねてきたが、病院は、まだ「フリーの医師」に慣れていない。仮に院内で封建的な医局運営が残っていた場合、もしそれがガマンの域を超えれば、フリーがゆえに離職が早まることだってないわけではない。そうでなくても、何十年かののちに、再び住民は「精神科の医師さがし」運動を展開せざるを得ないことになるだろう。

この問題を解決するには、「医師をチヤホヤする」ということではなく、フリーの医師が「ここで働きたい」と思うような地域をつくるしかない。「市民町民の会」は、最近、そう考えるようになってきた。また、産婦人科の問題は、言い換えれば「人口問題」でもある。地域の人口減少をくい止め、安心して暮らせる地域をつくることが根本解決につながる。フリーの医師が「ここで働きたい」と思うような地域なら、医師でなくても「ここに住みたい」と思うはずだ。あちこちで盛んに勧められている「移住」にもつながる。地元出身の若者も戻ってくるのではないか。つまり、鹿角は、もはや「医師を探してくる話」にとどまらず、「地域をどうつくるか」が主命題になりつつあると思われる。

「市民町民の会」は、14年間の経験をふまえて、「人のつながり」という宝物を持っている鹿角なら、きっとこの難問の「答」を自ら導き出すことが出来ると確信している。

第3章

「地域」を入口に「全国」に目が向く

12　医療に関連する「住民運動」が全国で

鹿角の「応援診療の危機」を救ったのは群馬県「大戸診療所」の発想

２００８年（平成20年）、鹿角の精神科「週2回の応援診療」が危機に陥ったとき、「市民町民の会」は、解決方法として、群馬県「大戸《おおど》診療所」のことをイメージしていた。

今日の日本において、医療機関の運営で最も大変なのは「医師の確保」であるはずだが、大戸診療所は、これを「究極の日替わり方式」で乗り切っている。曜日ごとに様々な診療科の非常勤医師が交代で来て診察する。医師派遣には、長野県・佐久総合病院など多くの医療機関や個人が協力している。運動の中心的存在である今野義雄氏のノートには、あらかじめ協力を約束した医師のリストが並び、困った時には電話をして「代診」を頼む。そのために、早朝から東京などに車で医師を迎えに行くのは「いつものこと」だと言う。それでも、今野氏は「いろいろな診療科の医師が来るので、毎日受診すれば総合病院に行くのと同じ」と、豪快に笑う。

鹿角で、岩手医大から週2回の医師派遣も困難になった時、「だったら、近県も含めて、あ

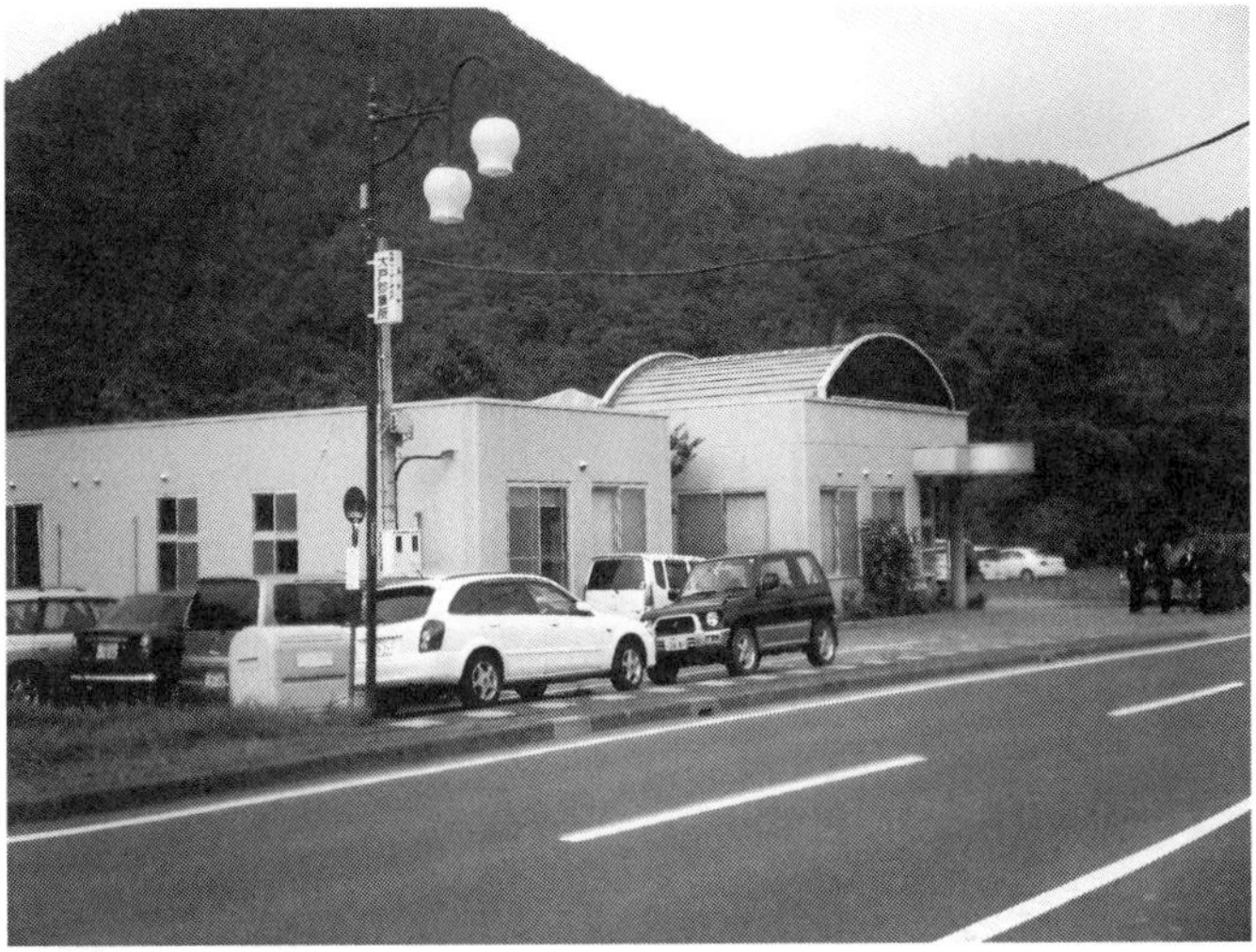

大戸診療所（群馬県）

ちこちの病院から少しずつ協力してもらえばよい」と「市民町民の会」が提案できたのも、「大戸診療所方式」を学んでいたからにほかならない。今野氏は、会うたびに「思いついたことは何でもやってみた方が良い」と、鹿角の運動を励ましてくれている。

国立療養所廃止反対運動が「住民立診療所」設立に発展

「大戸診療所」のルーツは、国立療養所「長寿園」にある。

1999年（平成11年）3月5日、夕刊フジは、「立ち枯れ作戦の無慈悲」と題して、「ガーゼを購入することができず、看護婦が自腹でガーゼを購入する病院までであり、常軌を逸脱している」と報じた。「立ち枯れ作戦」とは、1990年（平成2年）前後にかけて厚生省（当時）内部で使われていた言葉らしく、国立病院の廃止再編問題に際して、「対象施設に必要な予算・人員を配置しないことで自然に淘汰させる方針」を意味している。群馬県東吾妻町にあった国立療養所「長寿園」も「廃止対象施設」の1つ。

1984年（昭和59年）から約7年間に及ぶ「長寿園」廃止反対運動は、地元住民はもちろん、全国からの支援も含め、日本の「民衆運動史」の一面を飾る規模と内容になった。1991年（平成3年）6月に長寿園は廃止になったが、医療労働者と住民は「自分たちの地域の医療はどうあるべきか」を論議し、廃止反対運動がそのまま「診療所づくり」に発展。1994年（平成6年）、見事、住民立「大戸診療所」発足に結実した。

奈良県・生駒では、住民運動の力で病院を建てた

世の中には驚くべき住民運動がある。「市民町民の会」は、積極的に彼らに学んだ。人口12万人の奈良県生駒《いこま》市は、近鉄・生駒駅を降りると眼前にロープウェイが伸びている。そこにはかつて「奈良県国保連・生駒総合病院（196床）」があった。しかし、2005年（平成17年）が明けてすぐ、「国保連としては使命を終えた」として突然「廃院」を宣言。「病

院がなくなる」という衝撃の事態に最も早く動いたのは患者有志であった。誘発される形で、職員も急きょ労働組合をつくり、奈良県医労連の支援の下で活動を開始。住民組織「生駒の医療を守る市民連絡会」も結成され、短期集中で廃止反対の運動を展開したが、同年3月31日、同院はその歴史を閉じる。これに伴い、3ヵ月前にできたばかりの労働組合も解散した。

学ぶべきは「その後」だと思う。住民は、あきらめなかった。「生駒の医療を守る市民連絡会」を軸に、市民のための新しい病院づくり運動を進める。市長あての署名、シンポジウム、市民集会などを重ねていった。「市民連絡会」は、もともと生駒地域にたくさんあった小さな住民組織が、病院の問題を契機につながり、自然なネットワークとして形作られたもの。病院の労働組合はなくなったが、職員は「同窓会」のような形でつながりを持ち続け、奈良県医労連もまた、病院労組がなくても「市民連絡会」と密接にかかわってきた。

そんな折、たまたま2006年（平成18年）1月23日に市長選挙があり、病院建設には消極的な、しかし200団体からの推薦を得て圧勝と目されていた現役市長が落選した。同氏は「病院問題が一番響いた」と敗因を分析。これに対して当選した新市長は「どこに行っても病院のことを心配する声が多かった。病院問題を最重要課題にせざるを得なかった」と述べた。必ずしも病院建設推進派という立場ではなかった新市長だが、選挙を通じて、住民の声に押されて「新築」を約束。この成果を背景に「市民の病院をつくる会」となった「市民連絡会」は、同年4月23日「生駒市にどんな病院が必要か」を提案書にまとめ、名実ともに「反対運動」から「つくる運動」へとステップアップしていった。

やがて、2008年（平成20年）7月「生駒の地域医療を育てる会」に改名。ゼロから新たに病院をつくる運動は困難の連続であったが、ついに市議会が「市立病院設置条例」を可決するに至り、2014年（平成26年）3月「生駒市立病院」の開院にこぎつけた。その後は「住民自身が参加して医療を育てる」運動に発展している。

廃止の危機を救った「湖東病院を守る住民の会」

「病院廃止」の危機を救った住民運動が秋田にもある。

かつて秋田県には日本で2番目に大きい湖「八郎潟」があった。その湖の東側に秋田県厚生連・湖東総合病院（現・湖東厚生病院）が建っている。2009年（平成21年）12月5日、秋田魁新報に「湖東病院の廃止検討」という見出しが躍り、住民はもちろん、病院職員もビックリ。秋田県厚生連が、「経営改善計画（11月27日）」のなかで「廃止が最も有効な選択肢」と述べた、という内容。報道に素早く反応したのは各大学医学部で、早々に医師を引き上げ、19人いた同院の常勤医師は翌年2人に。病棟は休床、職員も同連他院へ転勤となる。

湖東病院は、1933年（昭和8年）、地元住民2500人が当時のお金で5円ずつ出資してつくった、文字通り「おらほ（オレ達）の協同病院」である。だからこそ、廃止報道直後、住民は自ら立ち上がり、瞬く間に2万7367筆の署名を集め、2010年（平成22年）3月29日、650人による「湖東病院を守る住民集会」において「湖東病院を守る住民の会」を発足させた。

「住民の会」は、運動の中心に「懇談」を据えた。町村や県の関係者、厚生連会長、医師、患者会や諸団体など、その数は発足後3年間でおよそ50回に上る。また、住民シンポジウム（2010年7月29日）をもとに「住民の要望と提言」をまとめ、県・厚生連・町村長に提出。内容は、当面の救急対応や、医師確保の方法にまで踏み込んでいる。こうした住民運動が実を結び、秋田県厚生連は、2012年（平成24年）3月26日の臨時総会で、湖東病院を全面改築して存続することを正式決定。病院は廃止されることなく、住民の力でみごとに残った。

住民が掲げた15体の案山子《かかし》

2011年（平成23年）の夏、「住民の会」が地域に3500枚のポスターを一斉に貼り

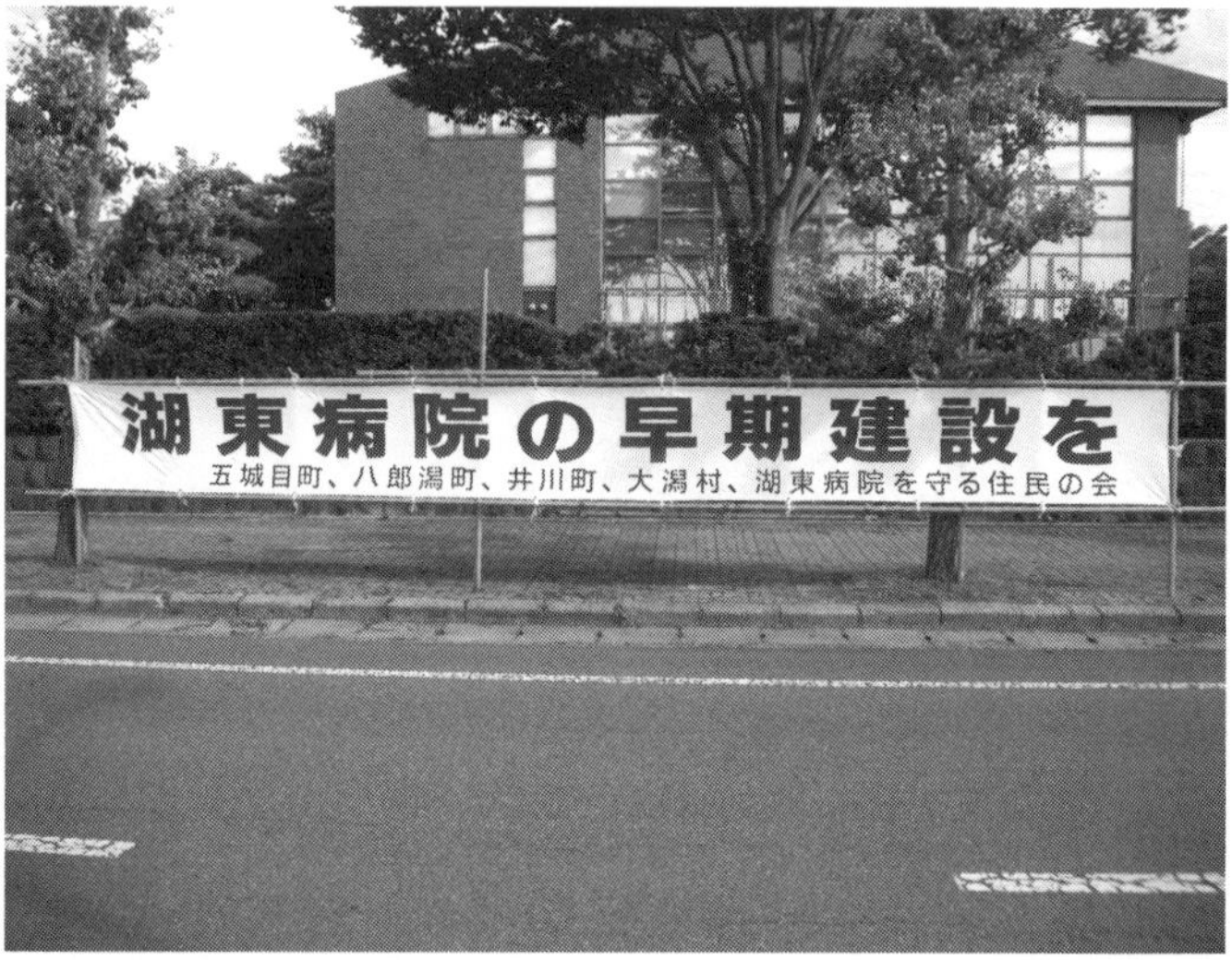
湖東病院の早期建設を
五城目町、八郎潟町、井川町、大潟村、湖東病院を守る住民の会

地元自治体と「住民の会」が共同で掲げた横断幕

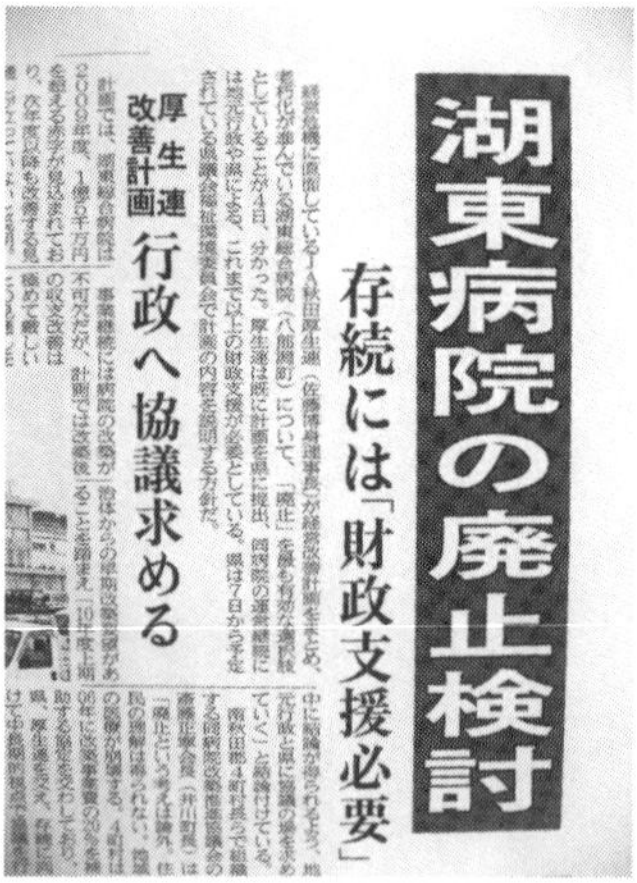
湖東病院の廃止検討

存続には「財政支援必要」

厚生連改善計画

行政へ協議求める

湖東病院の廃止検討を報じる「秋田魁新報」（2009. 12. 5）

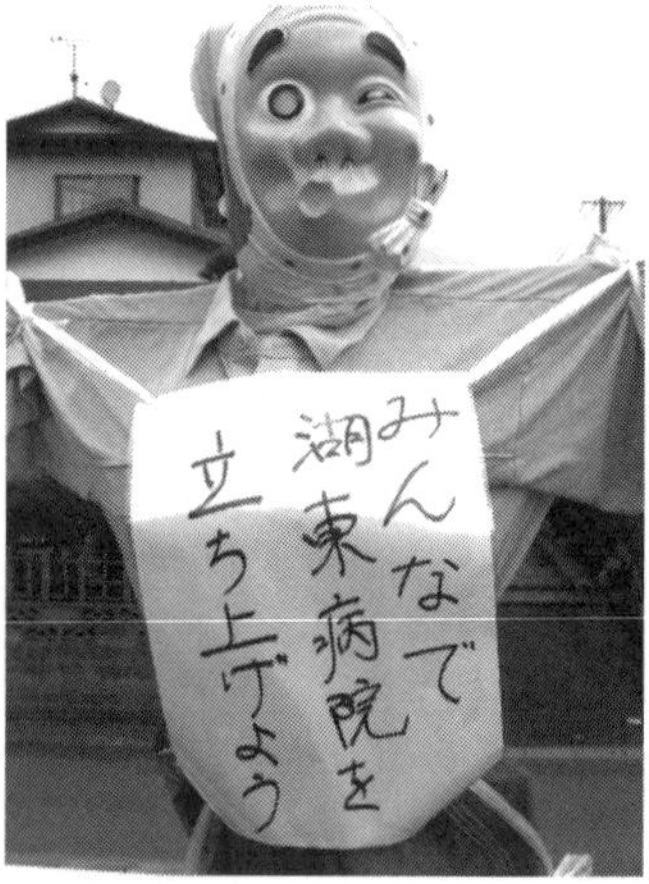
みんなで湖東病院を立ち上げよう

住民有志による案山子

出したとたん、ある住民から「自分もポスターをつくって近所に貼った」旨の連絡が入った。それは、「板」に墨で字を書いた、いかにも手づくりのアピールが数枚。「妻の介護で集会等には参加できないが、湖東病院のために自分も何かできないかと考えた」とのこと。次いで、別の住民から「アピールを掲げた案山子《かかし》が並んでいる」旨の電話が。こちらは、主婦の集まりが主体となって、自分たちの思いをゼッケンに記し、15体の案山子に付けた労作。「住民の会」とはまた別の、地域住民の自発的な動きも大きな力になった。

全国の住民運動をつないだ全厚労医療研究集会

激動の世は、研ぎ澄まされた感覚で社会の局面を読み取り、最適な策を施す偉才を生み出す。酪農家として「乳価闘争」を、小諸厚生総合病院職員として「住民アンケート」を、そして、全国厚生連労働組合（全厚労）独自の「医療研究集会」など、新しいムーブメントを次から次へと創出した長野県・依田発夫氏。彼がいなければ、鹿角の今のような運動はなかったかもしれない。

秋厚労は、その「全厚労医療研究集会」に積極的に参加した。集会を支える運営委員を複数派遣し、秋田県内への集会招致にも力を注ぐ。冊子「１９８０年以降の秋厚労の運動」

（2018年発刊）では、秋厚労が全厚労医療研究集会から学んだことが大きく3つあったと述べている。

1つ目は、「厚生連＝協同組合」という点を軸にした理論構築。厚生連は一般企業ではないので「経営者が労働者から搾取する」といった図式だけでは表せない。農民が出資した単位農協が厚生連の「会員」であり、経営者は正確に言えば「経営担当者」である。医療研究集会では、これらの関係について「協同組合の出資者である農民と、協同実務を行う労働者と、経営担当者の3者が、平等の関係であり、お互いに力を合わせて協同業務を遂行する」と整理している。その際、農民は「間接出資者」であり、直接厚生連とはつながっていない。そこで「地域住民とともに医療について考え、話し合う場をつくること」の重要性も強調されている。

2つ目は、全国各地の住民運動。「医療費抑制政策」は、日本中で、医療機関や診療科を潰し、住民が医療を受けることができない環境をつくってきた。2000年に入って、これに抗する住民運動が全国的に勃発し、鹿角の運動もその一つ。全厚労医療研究集会は、何年もかかって、全国の「医療に関する住民運動」の「一覧表」をつくるなど、ほかにない役割を果たしている。

3つ目は、全厚労医療研究集会を縁に知り合った全国の労働者・研究者・住民等とのつながり。何人かはのちに秋田に招き、あらためて話を聞き、さらにつながりが深まる。鹿角を会場に「第7回地域づくり運動全国交流集会（2010年4月17日〜18日）」が開催されるなど、交流は一層の広がりを見せている。

労働組合が「住民とともに運動する」意義を説く

全厚労医療研究集会は、1983年（昭和58年）に始まる。「1980年以降の医療政策の変化」をいち早く読み取り、解決の方向性を「住民とともに協同組合医療運動を復興させよう」というテーマで示した先駆的な取り組みであった。改革・革新には抵抗が付き物。全厚労内部や労働界全体でも「労働組合はもっぱら『企業内』で闘い、賃金と労働条件の向上が主目的」という先入観が支配的ななか、この集会が理解を得るにはかなりの時間を要した。2000年代後半、厚生連の解散が相次ぐ事態にも全厚労医療研究集会は機敏に対応する。たとえば、島根県・石西厚生連が自己破産する前の年、近県で集会を開催し、当該者の報告を聞き、苦悩を共有した。同様の危機にあった栃木・埼玉・茨城でも集会を開催し、この事態の根幹が「財界主導の医療政策」にあると整理した。ここへ来て、ようやく医療研究集会の先見性が実証されつつある。

厚生連の危機的状況（特に2000年代後半、秋田以外）

島根	☆「石西厚生連」が自己破産（2008年）
栃木	☆ 塩谷総合病院を国際医療福祉大学に譲渡（2009年） ☆ 下都賀総合病院と石橋総合病院を譲渡して栃木県厚生連解散（2013年）
埼玉	☆ 久喜総合病院と熊谷総合病院を売却して埼玉県厚生連解散（2016年）
新潟	☆ 栃尾郷診療所、中条病院等廃止の方針表明（2014年） ☆ 複数の病院で給食の業務委託を画策（2014年） ☆ 経営者「給料表・手当の見直し」発言 ☆ 新厚労弱体化を狙った「別労組」設立（2013年） ☆ 厚生連魚沼病院と公益財団法人・小千谷総合病院との統合再編（2017年） ☆ 厚生連三条総合病院と燕労災病院の統合（県央基幹病院構想、2018年）
福島	☆「高田厚生病院・入院受入停止」報道（2016年、経営者は全面否定）
茨城	☆ 給料表見直し、労働時間延長など「経営改善案」提案（2016年） ☆ ボーナス削減・退職金の凍結（2016年～2017年）
長野	☆ 中央会「30年度の赤字は認めない（事業所すべてを黒字に）」発言
静岡	☆ JAの支援がなくなる
広島	☆ 府中北市民病院とＪＡ府中総合病院が経営統合（2012年） ☆ ワークシェアリングの検討
岐阜	☆ 高山厚生病院が存続の危機
徳島	☆ 厚生連阿南共栄病院と阿南医師会中央病院との統合（2018年）

厚生連の数（病医院運営連）

年度		厚生連の数
1949	S24	42
1951	S26	31
1953	S28	32
1955	S30	32
1957	S32	30
1959	S34	30
1961	S36	29
1963	S38	29
1965	S40	29
	・ ・	・ ・
1981	S56	31
	・ ・ ・	・ ・ ・
2011	H23	23
2013	H25	22
2015	H27	21

秋田県厚生連労働組合
「1980年以降の秋厚労の運動」より

東北3県の住民団体が一堂に会す

「医師不足」や「医療崩壊」は、鹿角だけの話ではない。日本中、ほとんどの国民が苦しんでいる。2008年（平成20年）11月14日〜16日、岩手県花巻温泉「ホテル紅葉館」を会場に、「第25回全厚労医療研究集会」が開催された。その全体集会で、岩手県「地域医療の充実を目指す釜石大槌《おおつち》の会」、青森県「西北五《せいほくご》地域医療を守る住民の会」、秋田県「鹿角の医療と福祉を考える市民町民の会」の3者が顔を合わせた。

「市民町民の会」は、3県とも、問題の発生がほぼ同時期であることに注目していた。「医師不足」「医療崩壊」は、偶然ではなく、そこに大きな意図を感じる。東北3県の住民団体の出会いは、視野を広げる機会になった。

13　日本の医師全体を増やそう

「医療崩壊」の根源は1980年あたり

1961年（昭和36年）、全国の自治体で国民健康保険が創設され、日本の「国民皆保険制度」が完成した。1963年（昭和38年）には国保の世帯主が、1968年（昭和43年）には家族も、それまで5割だった窓口負担が3割になった。1970年代に入ると、全国で「革新自治体」が生まれ、老人医療費が無料化されていく。この国民的な勢いに押され、1973年（昭和48年）には、国として老人医療費を無料にせざるを得なくなった。

しかし、1981年（昭和56年）、臨時行政調査会が「医療切捨て」の基本方針を答申して以来、国民の医療費の様相は一変する。1983年（昭和58年）、「老人保健法」により、老人医療は再び有料化された。翌年には、社会保険本人にも「1割負担」が課せられる。その後、「負担率」「保険料」は毎年のように上げられ、病院給食・薬剤などの有料化がさらに追い討ちをかけた。今日の「医師不足」問題の発端と言われている医師養成数を制限する旨の「閣議決

医療をとりまく主な法律や制度などの変化

1961年(S36)	全国の自治体で国保実施、国民皆保険の開始(被用者保険本人以外は5割負担)
1963年(S38)	国保の世帯主が3割に(それまで5割負担だったのが3割負担になった)
1967年(S42)	健保特例法制定(薬剤一部負担金の創設など)
1968年(S43)	国保の家族も3割に(それまで5割負担だったのが3割負担になった)
1969年(S44)	薬剤一部負担金の廃止
1970年代	革新自治体で老人医療費が無料に
1973年(S48)	国として老人医療費の無料制度化。被用者保険家族も3割に(それまで5割)。高額療養費の創設
1980年(S55)	入院の被用者保険家族が2割に
1981年(S56)	臨調第1次答申(医療切り捨ての基本方針)。診療報酬実質切下。「まるめ」や逓減制の導入
1983年(S58)	老人保健法の実施(老人医療の有料化。医療機関のランク別制度の導入)
1984年(S59)	健康保険法改定(本人1割。自由診療広げる特定療養費制度導入。退職者医療制度発足
1985年(S60)	国立病院統廃合・委譲計画を発表。高度先進医療の実施
1986年(S61)	医療法の改定(地域医療計画でベット数制限。医療法人への立入調査)
	高齢者対策企画推進本部報告発表(医療保険の一元化、国庫負担ゼロ目指す)
	国保解体、生保の医療扶助解消。公的医療保険縮小再編。民活導入・民間保険の育成
	閣議決定　医師需給検討委(医師要請数10%削減、歯科医師は20%削減
1987年(S62)	老人保健法の改定(老人医療費の自己負担の引上。老人保健施設の創設)。
	国民健康保険法の改定(資格証明書の発行)＞消費税が成立。国立病院統廃合・移譲法
1990年(H2)	老人保健関連法の改定(老人保健福祉計画の策定)
1991年(H3)	老人保健法の改定(老人医療費の自己負担の引上)
1992年(H4)	医療法の改定(病院のランクわけ)
1994年(H6)	健康保険法の改定(病院給食の有料化)
1995年(H7)	年金支給開始を65歳に繰延。老人一部負担物価スライドスタート
1997年(H9)	消費税5%。医療保険改定(本人2割。薬代本人負担。老人医療費の自己負担の引上)。
	介護保険法制定。臓器移植法制定。児童福祉法改定
1998年(H10)	国保法改定(老健拠出金の見直し、病床規制強化)
2000年(H12)	介護保険法実施。老人患者の長期入院に「まるめ」導入。実質的に病院からの追い出し
2001年(H13)	老人の窓口負担を定額制から定率制に改定

全厚労医療研究集会資料より

定」は1982年（昭和57年）。厚生省の吉村仁保険局長による論文「医療費をめぐる情勢と対応に関する私の考え方（医療費亡国論）」が発表されたのも1983年（昭和58年）であった。国民が困っている医療問題の原点は、1980年代初頭にある。

1980年の「大きな変化」における最大の特徴は、それまで政権与党の陰に隠れていた財界が政治の表舞台に出てきたこと。その形は、基本的に今も変わらない。

「医師不足」にはお金がからんでいる

秋田県は、人口の31％、医師の49％が秋田市に集中している。秋田市以外の地域に住んでいると、何かしらの「医師不足」を実感する場面が少なくない。秋田市でさえ、患者のストレスは大きく、医師や病院職員の忙しさも目につく。病院はどこも頑張っているのに、市民から聞こえてくる話は「医療への不満」ばかりだ。全国的に、自殺する医師も多く、勤務医の過重労働ぶりは尋常ではない。「偏在」という言葉でお茶を濁すお偉方もいるが、住民にしてみれば「医師不足」はちっとも解決していない。どこにいても「お医者さんが足りない」という言葉を耳にする。

医師不足に関する論議は、鹿角では、その後も長く続いている。「答」が出ているわけでは

秋田市が県全体に占める割合(%)

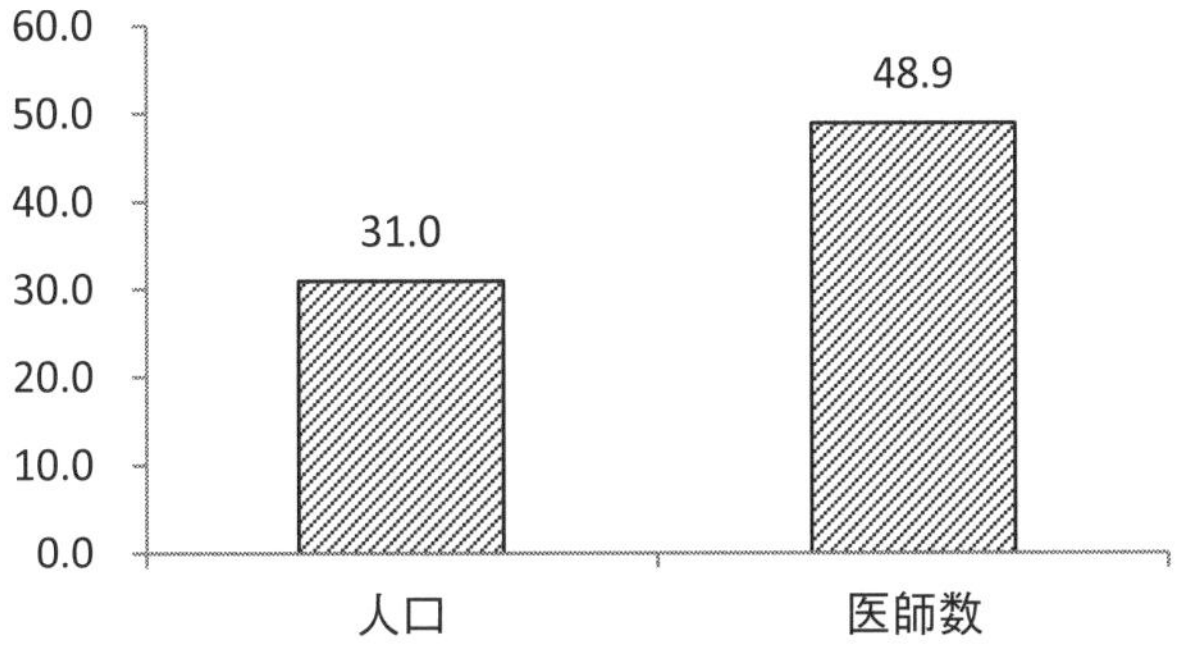

ないが、どうやら「医師不足にはお金がからんでいる」との解釈に賛意が集まっている。

その1つは「医師になるためのお金」である。予備校「河合塾」の資料によれば、国公立大学医学部の総学費は、6年間で約350万円、私立は約1910〜4727万円（2018年）。別塾の情報で、私立大学の年平均学費は、文系約90万円、理系約123万円、医学部363万円とある（2014年度）。とにかく医学部は金がかかる。

上昌広氏は、『日本の医療格差は9倍』（光文社新書）のなかで、「西高東低の医師配置のルーツは明治維新にある」と述べている。明治から戦前までに13官立医学部が設立されたが、その場所は西日本8（62%）、東日本5（38%）であった。国立大学医学部数で見ても、関東5校に対して四国4校（つまり1県1校）と、人口比9倍。明治新政府は維新に協力した地域を優遇し、幕府側地域を冷遇した。その結果、東京には私立大学医学部が増え、「金持ちでないと医師になることができない」基盤が出来上がったらしい。

大学のハードルが高いことは「受験産業」にとって美味しい話。医学部に入るための予備校には、年間300万円から750万円かかる。

2つ目は、「医師の給料」だ。厚生労働省「第21回医療経済実態調査（2017年）」によれば、医師の平均年収は、診療所院長2746万円、病院医師1488万円である。同調査の病院看護師507万円、事務432万円。最低額は薬局勤務の技能労務者169万円であった。

医師の給料がほかと比べて高いことに関しては、「患者の生命がかかっている」「医師になるまでに年数とお金がかかる」など言い分は山ほどあるだろう。ただ、医師の数が少ない、つまり「希少性」がこれに関与していることは否めない。皮肉のような言い方をすれば、「医師不足だからこそ高収入が保てる」という心理が関係者のどこかにあっても不思議ではないと思う。

困るのは「お金を目当てに医師になる人」がいることだ。「稼ぎたいだけの理由で医師になった人が6割」という調査結果もある。医師と同じ職場で長年働いてきた筆者の経験から言えば、「この人は人格的に医師には向いていない」と思うような医師と何人出会ったことか。

医師を増やせば、医療問題の多くが解決する

筆者は、あくまでも私見として「日本全体の医師数を増やせば、今起きている医療の問題点の多くを解決することができる」と考えている。医師が増えれば、年月は相当かかるものの、やがて徐々に給料も下がり、「人並み」になる。交通の便が悪い地方の病院であっても、医師に法外な報酬を払う必要がなくなる。金目当ての医師が影をひそめ、真に医療と向き合う医師が多くを占めることによって、結果的に技術も人格も向上する。質が高く、心通いあう、きめ細かな治療によって、救われる患者が増える。予防医学や地域医療に関わる医師がたくさんいる社会では、医療費全体も下がるであろう。金の匂いが薄まれば、営利企業の甘い誘いも減り、権力への忖度もなくなっていく。勤務医が過酷な仕事から解放され、一人の労働者として権利と義務を行使できるようにもなる。そのような世の中では、イライラする医師は姿を消し、院内でのパワハラ・セクハラも過去のものになるのではないだろうか。

患者と向き合えず、苦しむ病院職員

病院のなかで苦悩しているのは医師だけではない。他の職種も、残業、夜勤、長時間労働、必要な時に休みが取れない、などのことで苦しんでいる。多くの職場で外部委託化が進むなか、たとえば「中央監視室」の職員は「委託すれば、業者が業者のチェックをすることになる。検証機能が落ち、患者さんのために舞台裏で頑張るような心意気がなくなってしまう」と嘆く。

特にここ数年、診療報酬は「画一化」の方向に進む傾向がある。「患者の様態に合わせた個別の対応」が徐々に姿を潜め、説明・手続・入院期間・検査・治療など「定められた行為」に従うことに重きがおかれる。経験者はわかるであろうが、患者や家族は、入院直後に驚くほど多くの書類にサインし、看護師等から様々な説明を受ける。説明する方も大変だ。マニュアルに従い、「この患者には少し合わないな」と思っても懸命に説明する。そうしないと点数が取れない。一般に入院期間が短くなっているので、やることがたくさんあり、以前と比べてとても忙しい。患者の質問に時間をかけて応えてあげたいが、それが出来ない。かつて看護師は「患者と話をするのが仕事」と言われた時期もあるが、今は患者と向き合うことが「余計なこと」と評されてしまう病院もある。２０１４年度（平成26年度）から新設された「地域包括ケア病棟」では、必要とされた患者へのリハビリは「1日平均2単位（40分）以上」と定められている。この病棟は、実質的に「退院準備病棟」のようになっているので、患者も多種多様。理学療法士は、「患者のため」より「単位数の確保」を優先せざるを得ない場面が増えてきた。

診療報酬は、現政権の医療政策を貫徹するためにあり、患者の実情や思いには合っていない。しかし、病院職員がそれに逆らえば病院の収入が減るため、中間管理職は心を鬼にして部下に指示を与える。おのずと職場の空気は悪くなり、力量のない中間管理職は時として「パワハラ」に手を染める。「成果主義賃金」が導入されているような病院は最悪であろう。

もともと医療の仕事は、社会の役に立つ、患者に感謝されるものであった。しかし、昨今、病院職員は「医療政策の代弁者」として患者に接し、時に「憎まれ役」も演じる。病院の利益追求がいつしか職員の目標のように語られ、「病院が倒産したら困るのは患者と職員だろう」と叫ぶ経営者の言うことを聞かざるを得ない。「どこかおかしい」「こんなはずではなかった」などの思いが病院職員の胸に去来する。実際に、働きがいを無くした看護師ら病院職員が数多く離職し、なかには自ら命を絶った。「お金のためだけに働く病院職員」が増えるような事態は、地域にとって、また、住民にとって、けっして良いこととは思えない。

日本の医師を増やす住民ネットワーク

筆者の私見はともかくとして、「日本の医師を増やす」ことについては賛同者もいると思う。

2017年（平成29年）3月9日、岩手県の達増拓也知事は、「地域医療基本法（仮称）の制定で医師の地域偏在の解消を　～地域医療の未来、そして日本の医療の未来を守るために～」と題した「提言メッセージ」を発した。達増知事が描いた「地域医療基本法」のイメージとは、「全国レベルでの医師の計画的な養成・適正配置・処遇の適正、これらに国・地方公共団体が一体となって取り組む」というもの。ここでは「医師数そのものを増やす」ことには触れていないが、医師不足で困窮する岩手県を何とかしたいという思いは伝わってくる。2020年には、ほか5県の知事がこの考えに賛同した。

「日本の医師を増やす住民ネットワーク」からの呼びかけ

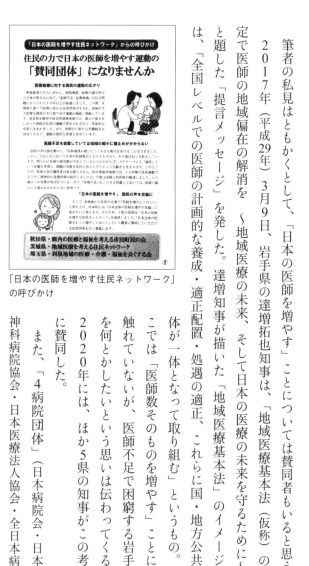

住民の力で日本の医師を増やす運動の「賛同団体」になりませんか

医療崩壊に対する国民の運動の広がり

救急患者のたらいまわし、病院倒産、医師の過労死などが世の明るみに出て、「医師不足・医療崩壊」が社会問題になってから10年以上が経過しました。この間、全国津々浦々で医療に係わる住民団体が生まれ、地域を守り医療を国民の手に取り戻す運動が継続・増幅しています。奈良県生駒市や秋田県湖東地域では、廃止の憂き目にあった病院が住民の運動で再生されるなど、具体的な成果も生まれました。また、医師自ら新たな労働組合を結成するなど、運動は質的な発展も見せています。

医師不足を放置していては地域の縮小に歯止めがかからない

国民の声は国を動かし、「医師増員の壁」にごく小さな風穴をあけることはできました。しかし、OECDと比べて日本の医師数は12万人も少なく、その差はむしろ拡大しています。明らかに医師の絶対数が不足しているにもかかわらず、どのケースにも「偏在」という言葉を多用し、問題の本質を住民の目からそらすような動きも目立ちます。このような中、医師不足の犠牲者は後を絶ちません。秋田県鹿角地域では、12年間の住民運動でようやく精神科の常勤医師が赴任しましたが、今度は産婦人科医師が撤退しました。人口減少への対策が叫ばれている一方で、「医師不足」をこのまま放置しておいては、地域の縮小にも歯止めがかからない状況です。

「日本の医師を増やす」　国民の声を世論に

そこで、各地域から住民の立場で「医師を増やしてほしい」と声を上げ、将来的には「日本全体の医師を増やす世論」に高めたいと考えます。そのため、下記3団体は「日本の医師を増やす住民ネットワーク」を結成しました。「日本全体の医師をもっと増やしてほしい」という趣旨に賛同していただける住民団体を広く募集します。

秋田県・鹿角の医療と福祉を考える市民町民の会
茨城県・地域医療を考える住民ネットワーク
埼玉県・利根地域の医療・介護・福祉を良くする会

①

「日本の医師を増やす住民ネットワーク」の呼びかけ

また、「4病院団体」（日本病院会・日本精神科病院協会・日本医療法人協会・全日本病院

協会）は、2008年9月、「医師不足」の解決手段として「メディカルスクールの導入」を提言している。「メディカルスクール」とは、他学部卒業者を対象に、医療の専門的な学修を集中的に行う医学教育システムであり、アメリカを中心に行われている。「提言」では、①4年間の大学教育課程修了者（学士）のなかから、良き臨床医になりたいという強い意欲と一定レベル以上の学力を有する者を選抜し、4年間の医学教育を行う大学院レベルの医師養成機関（メディカルスクール）を創設する。②卒後臨床研修で高い評価を受けている病院を母体とする。③北米のメディカルスクールで採用されているカリキュラムを参考に、様々な教育背景を有する学士の特性を最大限生かした質の高いカリキュラムを採用する、と内容に踏み込んでいる。

もちろん、医療関係労働組合や医師団体なども「医師を増やす」運動に力を入れている。これからは、「住民」も「医師を増やせ」と声をあげたい。「市民町民の会」は、茨城・埼玉の住民組織とともに、全国に呼びかけて、「日本の医師を増やす住民ネットワーク」をつくった。この場を借りて、全国の団体・個人に賛同を呼びかけたい。

「秋田県医師確保計画（素案）」および「外来医療計画（素案）」へのパブリックコメント

秋田県は2019年12月、「秋田県医師確保計画（素案）」および「秋田県外来医療計画（素案）」を公表するとともに、パブリックコメントを募集。「市民町民の会」では、これに対し、次のようなコメントを提出した。

「鹿角の医療と福祉を考える市民町民の会」として、「秋田県医師確保計画（素案）」および「秋田県外来医療計画（素案）」に関する意見を述べさせていただきます。なお、この意見は、鹿角市・小坂町に限らず、秋田県全域のことを述べています。

①市町村単位の数値の公表が必要

・単純な「対人口比」ではなく、地域の特性を考慮したうえで「医師の過不足」を判断しようとする考え方については、一定の評価をしたいと思います。

・しかし、対象の最少範囲を「二次医療圏」としている点については、住民の生活範囲とのギャップが大きく、地域の医療実態を反映しているとは思えません。

・今回の「素案」に関して住民が検討するうえでも、少なくとも「現在の市町村」ごとの数値は必須であり、算定根拠も含めて、その公表を要望します。

②二次医療圏と「住民の生活範囲」とのギャップについて

・実際に暮らすなかで無理のない「住民の生活範囲」は、「昭和の大合併」以前の町村（当時の小学校区）程度だと思われます。この範囲に「かかりつけ医」がいれば「二次医療圏」にも意味があると思いますが、実際にはそうなっていない場合が多く、各地で「中核病院にも外来患者が殺到する」ような実態が生まれています。

・従って、より実態に近づくためには、「『住民の生活範囲』に『かかりつけ医』となり得る医師が何人いるのか」を指標とすべきだと考えます。

③「総合診療科的な医師」の不足

・今回の「指標」のなかでも「診療科」は多少配慮されていますが、「医師の過不足」を論じる上で「診療科」はきわめて重要だと考えます。一般に「医師数」は、「総合診療科的な医師」も「専門診療科的な医師」もすべて含めた数で表されます。住民にとって「窓口」とも言える上記のような「かかりつけ医となり得る医師」（すなわち「総合診療科的な医師」）と、「より専門的な医師」の分布実態を分けて示すべきだと思います。

・病院受診は紹介状を原則としてはいますが、開業医も診療科を標榜していますので、「患者が診療科を選ぶ」という日本の受診スタイルは、以前と、さほど変わってはいません。また、ドラッグストア等においても、実際にはほとんど「自己判断」で医薬品を選択します。これらは、すべて「総合診療科的な医師」が不足していることを示していると思われます。

④「診療所の医師不足」が「病院の医師不足」に拍車をかける

・「秋田県外来医療計画（素案）」が示すように、秋田県には「外来医師多数区域」はありません。「診療所の医師」が足りない分、「病院で働く医師」は、入院に加えて、外来・手術・救急・健診・書類作成など、過剰な労働に苦しめられています。そのことが、「病院の医師不足」にも拍車をかけていると思われます。

・また、現状では、ほとんどの開業医が夜間・休日の診療に応じていません。身近に「かかりつけ医」もおらず、「一次救急」も受けられないとすれば、住民は病院の救急室に駆け込むしかありません。「コンビニ受診」に目を奪われがちですが、今日の救急医療の姿は、まさに「医師不足」を象徴していると言えます。

⑤「医師偏在」ではなく「医師不足」

・今回の「計画」は、「偏在指標の下位33・3％は医師少数」など、国による「地域間の相対的な比較」が基調になっています。では「医師多数」と位置づけられた都道府県・区域・スポットにおいて、住民はどのような生活をしているのでしょうか。上記とは反対に「住民の生活範囲にかかりつけ医がいて、身近な所で一次救急も受けることができ、住民は安心して暮らす一方、病院の医師は専門的な医療に専念できている」のでしょうか。

・「医師不足」や「医療が受けられない事態」の解決を求める住民団体は、私たちが名称を把握しているだけでも全国200を超え、あらゆる地域で今なお増え続けています。日本は「医師偏在」ではなく、明らかに「医師不足」です。

・発生源をたどれば、明治政府が「官軍域」の医学部設立に重点を置いたため、治療機関の開設や「幕軍域」の教育は民間に依るところが大きく、日本の近代医療は営利と不可分に発達してきました。その変則的な歴史が矛盾を生み、反発する国民の運動が「皆保険体制」を築くなど、制度も時代ごとに波打っています。何を重点に国家予算を振り分けるか、医療は政治体制によって右往左往します。そのなかで、「医師不足」なのに「医師偏在」と表現している官僚の胸の内もわからないわけではありません。

・しかし、特に地方では、その「医師不足」が「人口減少」の一因にもなっており、事態は切迫しています。医療問題は、地域の将来のカギを握っていると言っても過言ではありません。今回の「素案」を機に、秋田県としても、思い切った政策転換を図ることを要望いたします。

⑥目標として、「住民の生活範囲」に「総合診療科的な医師」の複数配置を

・目標として、住民の生活範囲（旧町村）を単位に、3人以上の「総合診療科的な医師」

を配置し、一次救急・往診等にも対応する体制を提案します。

・上記で「3人以上」とする理由は、夜間・休日の一次救急に対応する分、当該医師の負担が増えるため、3人以上で交替・分担する体制を想定しているからです。

・このような体制を築くうえで、応じる開業医が少ない、あるいは高齢化している地域においては、県の責任において「公的な診療所」を開設するなど、この目標を達成するよう要望いたします。

2020年（令和2年）1月23日　秋田県「鹿角の医療と福祉を考える市民町民の会」

鹿角の運動をふり返って

鹿角の医療と福祉を考える市民町民の会　会長　西文雄

この活動がこれまで持続してきた原動力はと考えるとき、「これだな！」と思うことは、手練手管と言いたくなるほどのバラエティ豊かな企画です。医師の充足を求める署名活動、医師探しのチラシ配布、それも5者連名のチラシ、5者とは病院・秋田県・鹿角市・小坂町と市民町民の会。さらに全国道の駅にチラシを置いて貰うお願い運動。ここまではお医者さん探しの本題でした。この後、続々と広がる活動の中身はすべてこの本のなかにありますが、この活動が地域のピンチをニーズに変えて企画実行されてきたことです。

その原点は、お医者さんが見つかったときに、あるいは今頑張って頂いているお医者さんにも出来るだけ負担が少なくなるには、私たち市民に何が出来るだろうかと考えたことでした。たとえば、5者連名のチラシづくりに当たって心に命じたことは、敵をつくらないこと。悪者をつくり責める相手をつくれば、お医者さんを迎える環境がつくれないと気づいた。

問題に出くわしたとき、真剣に考え、困難な道を選んで活動してきました。その集大成が「地域調査」です。精神科の医師に続いて産婦人科医師問題へと課題は続々と出てきます。活動の継続から活動のバトン渡しにと、自分たちの問題にも向き合う時期に来ています。

あとがき

「やってきたことの根っこは、結局『郷土愛』のようなものなんだよねぇ……」と、信州の山々を眺めながら「人生の恩人」がポツリと呟いた。その言葉が、ずっと脳裏から離れずにいる。

私は、愛知県豊橋市で生まれたが、数ヵ月後には両親に連れられて上京。都内で波瀾に満ちた学生生活を修め、23歳で単身秋田へ。その後、父母が高知市を経て長野県高森町へと居を移したため、一人っ子の私にとって「里帰りする場所」は無い。でも、秋田を終の棲家と定め、自宅の近くに墓も建てた。今では、その墓に両親が眠っている。人生の3分の2をここで暮らし、地元出身の良き妻子にも恵まれたので、純粋な秋田県民には叱られそうだが、そろそろ私も秋田を「郷土」と呼ばせてもらおうかなと思っている。

日本全国、「地方」と呼ばれる地域は基本的にしぼんでいる。なかでも秋田は「しぼみ方」が激しく、ニセ郷土民である私でさえ寂しさを感じることがある。ここで生まれ、ここで育った人にとっては、なおさらだろう。だが、人々は負けてはいなかった。郷土を何とか蘇らせようという動きが、雨後の竹の子のごとく、全国・全県で起きている。この本の舞台となった鹿角もその一つだ。当初は「精神科の無医地区」克服が目標で、これについては常勤医師が2人も赴任する大成果をあげた。さらに、運動の過程で「医療だけが良くなることはあり得ない」ことに気づき、「安心して暮らせる地域をつくる運動」に発展していく。私は、同じ秋田県内でも対角線上に位置する由利本荘市から、14年間、160㎞の距離を経て通い詰め、鹿角の住民とともに活動させてもらいながら、彼らのエネルギーはどこから来るのか、ずっと考えていた。最近、あの恩人はそれを「郷土愛」と表現したのではないか、と思うに至る。

そんなこともあって、鹿角の取り組みを軸に、4点について著してみたいと考えた。

1つは、鹿角が「精神科の無医地区」になった2006年（平成18年）から、2人の常勤医師を迎える2018年（平成30年）まで、12年間の住民運動の内幕と、行政・病院等の変化などを描く。2つ目に、この間に痛感した「人口減少、医師不足、医療・教育等の縮小、地元産業や交通機関の後退、住民の生きる意欲の振幅」など、「地域の今」を少し掘り下げてみたい。3つ目に、郷土を何とかしようと模索する住民の生きざまにも触れ、地域で生きる人間の熱源を探る。4つ目には、全国の取り組みから互いに学び、住民団体がつながり、ジワジワと運動を進化させていく「住民が社会を変える力」についても目を向けたいと思う。

なお、後先になってしまったが、この本は、鹿角の仲間たちはもちろん、横山壽一先生、長友薫輝先生、また、木内洋育社長・熊谷満企画編集部長はじめ旬報社スタッフのみなさんなど、多くの人たちの尽力の結晶である。心から感謝を申し述べたい。

2020年4月

鈴木土身

主な参考文献（五十音順）

秋厚労『１９８０年以降の秋厚労の運動』２０１８年。

枝廣淳子『地元経済を創りなおす』岩波書店、２０１８年。

大江正章『地域に希望あり』岩波書店、２０１５年。

岡庭一雄他『自治が育つ学びと協働』自治体研究社、２０１８年。

上昌広『日本の医療格差は9倍』光文社、２０１５年。

坂本誠「人口減少時代の地域政策」住民と自治２０１８年4月・5月号、自治体問題研究所。

地域・教育魅力化プラットホーム『地域協働による高校魅力化ガイド』岩波書店、２０１９年。

友寄英隆『「人口減少社会」とは何か』学習の友社、２０１７年。

本田宏『本当の医療崩壊はこれからやってくる』洋泉社、２０１５年。

本間義人『地域再生の条件』岩波書店、２００７年。

真板昭夫『地域の誇りで飯を食う』旬報社、２０１６年。

松村理司『地域医療は再生する』医学書院、２０１０年。

山下祐介『地方消滅の罠』筑摩書房、２０１４年。

横山壽一・長友薫輝他『いま地域医療で何が起きているのか』旬報社、２０１８年。
吉本哲郎『地元学をはじめよう』岩波書店、２００８年。

【著者】鈴木土身（すずき・どみ）
1952年愛知県生まれ・東京育ち。東京農工大農学部卒。1976年より秋田県内各地の診療所、総合病院で職員として勤務。2005年から秋田県厚生連労働組合専従職員となり、全国規模の医療研究集会の事務局長を長く務める。秋田を拠点に、各地の地域医療を支えるための活動をおこなっている。著書に「地域医療の未来を創る」（共著、旬報社）など。

お医者さんも来たくなる地域《まち》づくり
―医師不足に立ち向かう秋田・鹿角の住民運動

2020年6月11日　初版第1刷発行

著　者　鈴木土身
装　丁　boogie design
組　版　キヅキブックス
発行者　木内洋育
発行所　株式会社旬報社
〒162-0041
東京都新宿区早稲田鶴巻町544 中川ビル4F
TEL 03-5579-8973　FAX 03-5579-8975
HP http://www.junposha.com

印刷製本　中央精版印刷株式会社

ISBN 978-4-8451-1638-6